AZEITE
de oliva
SABOR, ESTÉTICA E SAÚDE

*Este livro é uma obra de consulta e esclarecimento.
As receitas e técnicas aqui descritas têm o objetivo de
complementar – e não substituir – o tratamento ou
cuidados médicos. As informações aqui contidas não
devem ser usadas para tratar uma doença grave sem
prévia consulta médica.*

Dr. MARCIO BONTEMPO

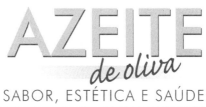

SABOR, ESTÉTICA E SAÚDE

São Paulo
2008

EDITORA
ALAÚDE

Copyright © 2008 Alaúde Editorial Ltda.
Todos os direitos reservados. Nenhuma parte deste livro poderá ser reproduzida, de forma alguma, sem a permissão formal por escrito da editora e do autor, exceto as citações incorporadas em artigos de crítica ou resenhas.

1ª edição em abril de 2008 - Impresso no Brasil

Publisher/Editor: Antonio Cestaro
Editora: Alessandra J. Gelman Ruiz
Capa: Walter César Godoy
Editoração: Vivian Vigar
Revisão: Marcela Roncalli

Dados Internacionais de Catalogação na Publicação (CIP)
(Câmara Brasileira do Livro, SP, Brasil)

Bontempo, Marcio
  Azeite de oliva : sabor, estética e saúde / Marcio Bontempo.
-- São Paulo : Alaúde Editorial, 2008.

  1. Azeite - História 2. Culinária (Azeite) 3. Gastronomia 4. Saúde
- Aspectos nutricionais 5. Saúde - Promoção I. Título.

08-03127   CDD-641.3463

Índices para catálogo sistemático:
1 Azeite - História 2. Culinária (Azeite)
3. Gastronomia 4. Saúde - Aspectos nutricionais
5. Saúde - Promoção I. Título.

ISBN 978-85-98497-88-4

Todos os direitos desta edição são reservados à
Alaúde Editorial Ltda. © 2008
R. Hildebrando Thomaz de Carvalho, 60
CEP 04012-120 - São Paulo - SP - Telefax: (11) 5572-9474 / 5579-6757
alaude@alaude.com.br   www.alaude.com.br

SUMÁRIO

Introdução 7

Capítulo I O que é o azeite de oliva? 9

Capítulo II Origem, mitos e curiosidades 25

Capítulo III Como o azeite é produzido 43

Capítulo IV Azeite, alimento funcional 55

Capítulo V Usos medicinais do azeite 59

Capítulo VI O azeite de oliva e a beleza 83

Capítulo VII Como aquirir um bom azeite 97

Capítulo VIII Receitas de azeites aromáticos 107

Capítulo IX Receitas deliciosas e saudáveis com azeite 121

Referências bibliográficas 141

Sites interessantes sobre azeite 147

INTRODUÇÃO

Escrever sobre o azeite de oliva foi, para mim, uma tarefa fácil e, ao mesmo tempo, deliciosa, pois sou um grande apreciador do produto, que fazia parte da mesa da minha família – e certamente da dos meus ancestrais europeus – como um ingrediente tradicional imprescindível.

Também na prática clínica, sempre indiquei o uso do azeite de oliva como fator auxiliar, tanto no tratamento quanto na prevenção da maioria das doenças, sendo um grande aliado meu na restauração da boa função intestinal e para uma pele saudável.

Recentemente – e aí se vão quase dez anos – o azeite de oliva tem aparecido como um grande recurso na proteção do aparelho cardiovascular, mais especificamente do próprio coração, dada a sua capacidade recém descoberta de reduzir o "mau" colesterol e de elevar o "bom" colesterol, além, é claro, do seu desempenho na recuperação da função adequada das artérias.

Neste livro, apontamos detalhes de sua função medicinal e outros efeitos nutricionais e benéficos, como, por exemplo, sua capacidade anticancerígena, que se incorporou à lista de benefícios produzidos pelo uso constante desse singelo alimento.

Quando o azeite entrou para a elite da família dos alimentos funcionais, completou-se o quadro que garante definitivamente a posição do produto como necessário tanto para o bom estado nutricional, quanto para a saúde integral.

Assim, este trabalho cumpre uma função importante de divulgar informações, tanto novas quanto antigas, sobre o nobre azeite de oliva, dando continuidade à lista de publicações que a Editora Alaúde vem lançando sob nossa autoria, visando a saúde e o bem-estar de seus leitores.

CAPÍTULO I

O QUE É O AZEITE DE OLIVA?

O azeite, como é conhecido no Brasil e em Portugal, é um óleo produzido a partir da azeitona, fruto da árvore chamada oliveira. Há outros "azeites", como o de dendê, por exemplo, mas o nome azeite se refere apenas ao óleo extraído das azeitonas ou olivas.

Em outros idiomas, a referência é feita somente ao óleo de oliva (*olive oil*, em inglês), quase não havendo palavra similar a *azeite*. Essa peculiaridade talvez seja mais verificada em relação às línguas portuguesa e espanhola (*aceite*), uma vez que o fruto da oliveira, a oliva, é denominado azeitona; daí o termo azeite.

A palavra azeite, em português, deriva da língua árabe, de raiz *zait* e de prefixo *az*, significando *sumo de azeitona*, que provém de *zitoun* e *zite* (oliveira e azeite, respectivamente); a etimologia é de origem semita, provavelmente fenícia. Os italianos mantiveram o vocábulo latino "olio", relativo à oliva.

O termo "azeite de oliva" não pode ser empregado nas misturas de azeite com outros óleos, que devem ser chamados, mais apropriadamente, de óleos compostos.

Classificação do azeite

O azeite de oliva é classificado com base no seu sabor e aroma (propriedades organolépticas), na acidez e em outros dados químicos, ou pelo processo extrativo, que descrevemos a seguir:

Azeite extra virgem – Com aroma e sabor de alta qualidade, apresenta acidez inferior a 1%. É obtido por meio da extração por processo de prensagem mecânica das azeitonas, sem o uso de calor ou produtos químicos. Quanto mais selecionadas forem as azeitonas, melhor é a qualidade do azeite.

Azeite virgem – Apresenta sabor e aroma marcantes, mas não tão apurados quanto os do azeite extra virgem, podendo apresentar pequenos defeitos. Possui acidez entre 1% e 2%. Também é obtido por meio da extração, por processo de prensagem mecânica das azeitonas.

Azeite puro – Composto por azeite refinado e azeite virgem, apresenta menos de 2% de acidez. Tem sabor e aroma marcantes, e as frações são obtidas pela extração por processo de prensagem mecânica das azeitonas que possuem acidez acima de 3,3% e são refinadas para eliminação de defeitos, como acidez elevada e sabor e aroma desagradáveis. O azeite refinado é, então, utilizado para formar o azeite "puro". É um azeite que provém da mescla entre azeites refinados e azeites virgens, que lhe dão cor, sabor e aroma. Em Portugal, todas as embalagens dos azeites dessa classificação devem obrigatoriamente mencionar: *azeite constituído exclusivamente por azeites submetidos a um tratamento de refinação e por azeites obtidos diretamente de azeitonas*. No Brasil, onde muitos azeites compostos são vendidos como "extra virgem", ainda não é exigida essa menção.

Composição do azeite de oliva

O azeite de oliva é o puro sumo da azeitona, sem aditivos ou conservantes. Contém entre 60% ou 80% de gorduras monoinsaturadas (ácido graxo oléico, em particular). Essa concentração ajuda a diminuir o mau colesterol (LDL) e conservar o bom colesterol (HDL). O azeite de oliva possui vitaminas lipossolúveis, ou seja, A, D, K e especialmente a Vitamina E e outros tocoferóis, que são substâncias antioxidantes, que contribuem para o fluxo cardiovascular e ajudam a retardar o processo de envelhecimento das células. O azeite de oliva facilita a digestão e favorece a absorção de cálcio.

Tabela nutricional do azeite de oliva

Nutriente	em 1 colher de sopa
Água	0 (%)
Calorias	125 (cal)
Proteína	0 (g)
Gordura	14 (g)
Ácido graxo saturado	1,9 (g)
Ácido graxo monoinsaturado	10,3 (g)
Ácido graxo poliinsaturado	1,2 (g)
Colesterol	0 (mg)
Carboidrato	0 (g)
Cálcio	0 (mg)
Fósforo	0 (mg)
Ferro	0 (mg)
Potássio	0 (mg)
Sódio	0 (mg)
Vitamina A	0 (μl)
Vitamina A (retinol equivalente)	0 (μl)
Tiamina	0 (mg)
Riboflavina	0 (mg)
Niacina	0 (mg)
Ácido Ascórbico	0 (mg)

*Composição dos ácidos graxos
do azeite de oliva*

Molécula	Nome	100 g
C 14:0	Mirístico	< 0,05
C 16:0	Palmítico	7,5 - 20,0
C 16:1	Palmitoléico	0,3 - 3,5
C 17:0	Margárico	< 0,3
C 17:1	Heptadecenóico	< 0,6
C 18:0	Esteárico	0,5 - 5,0
C 18:1	Oléico (ômega 9)	55,0 - 83,0
C 18:2	Linoléico (ômega 6)	3,5 - 21,0
C 18:3	Linolênico (ômega 3)	< 0,9
C 20:0	Araquídico	< 0,6
C 20:1	Eicosenóico	< 0,4
C 22:0	Behênico	< 0,2
C 24:0	Lignocérico	< 0,2

Fonte: Resolução nº 482/99, Anvisa.

O azeite de oliva é considerado uma das maiores fontes de ácidos graxos monoinsaturados na dieta humana, sendo o principal o ácido oléico. Em sua composição, há uma quantidade seis vezes maior de ácidos graxos monoinsaturados, quando comparada a de outros alimentos que também contêm teor elevado desses ácidos, como as castanhas e o abacate.

No azeite de oliva, há entre 50 a 80% de ácido oléico, chamado hoje de ômega 9, e frações menores de outros ácidos graxos monoinsaturados, como o ácido palmitoléico, heptadecenóico e eicosenóico. O ácido linoléico, ou ômega 6, representa de 3 a 21% da composição do azeite.

O que são os óleos e as gorduras?

Óleos e gorduras são nutrientes definidos como lipídios, que são estruturas não solúveis em água, compostas por dois grupos de moléculas, os ácidos graxos e o glicerol. Os óleos apresentam-se líquidos a temperatura de 25 °C, e as gorduras apresentam-se sólidas (ou pastosas) a essa mesma temperatura. Os ácidos graxos são divididos em dois grupos: os ácidos graxos saturados e insaturados.

Ácidos graxos saturados

São os lipídios normalmente encontrados na forma sólida (gordura), em produtos de origem animal, como manteiga, leite integral, creme de leite, queijos gordurosos, creme chantili, banha, sebo, toucinho, gordura das carnes, pele das aves e dos peixes. A gordura do coco, apesar de ser um produto de origem vegetal, é uma exceção, pois é rica em ácidos graxos saturados (porém de cadeia média e curta). Quimicamente, a diferença entre ácidos graxos saturados e insaturados é que os insaturados apresentam 18 ou mais átomos de carbono na cadeia, e duas ou mais ligações duplas na estrutura da sua molécula. O consumo de excesso de alimentos ricos em ácidos graxos saturados é prejudicial, pois contribui para a elevação das taxas de colesterol no organismo.

Ácidos graxos insaturados

São os lipídios encontrados na forma líquida (óleo), em produtos de origem vegetal, com exceção dos óleos de peixe, que também são ricos em ácidos graxos insaturados, apesar de serem produtos de origem animal. Quimicamente, quando o ácido graxo possui uma única dupla ligação, é conhecido como monoinsaturado (como o ácido oléico do azeite de oliva, e os de canola e amendoim, por exemplo). Se apresenta duas ou mais ligações duplas, é denominado poliinsaturado. Os ácidos graxos poliinsaturados estão presentes em óleos vegetais (como o azeite, e os de soja, milho, girassol, algodão), nos óleos de peixe e em frutas oleaginosas (como castanha-do-pará, noz, avelã, amêndoa, pecã, etc.). Opostamente ao consumo excessivo de alimentos ricos em gorduras saturadas, ingerir alimentos concentrados em ácidos graxos insaturados produz diminuição dos níveis de colesterol no organismo e, por isso, há redução do risco de desenvolvimento de doenças cardiovasculares.

O que é um ácido graxo essencial?

São os ácidos graxos poliinsaturados que não são sintetizados pelo organismo, e que, portanto, devem ser adquiridos pela alimentação. Existem dois ácidos graxos essenciais: ômega 3 (ácido linolênico, ácido eicosapentanóico, ácido docosahexaenóico) e ômega 6 (ácido linoléico). O ácido graxo ômega 3 apresenta três duplas ligações, a começar do 3º átomo de carbono. Ele é encontrado principalmente nos óleos de peixe e em sementes como a linhaça. Já os ácidos graxos ômega 6 têm duas duplas ligações a partir do 6º átomo de carbono. São encontrados nos óleos vegetais (azeite de oliva, girassol, milho, soja, algodão). O ácido oléico, presente no azeite de oliva, recebe a classificação de ômega 9 por possuir uma dupla ligação no 9º átomo de carbono.

A fórmula molecular do ácido oléico (ômega 9)
$C_{18}H_{34}O_2$
(monoinsaturado)

A fórmula molecular do ácido linoléico (ômega 6)
$C_{18}H_{32}O_2$
(poliinsaturado)

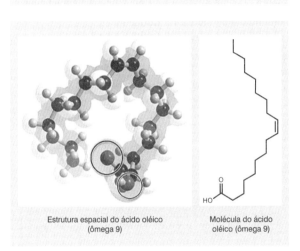

Estrutura espacial do ácido oléico (ômega 9)

Molécula do ácido oléico (ômega 9)

Gordura cis e gordura trans

Na cadeia de carbono dos ácidos graxos, mesmo dos poliinsaturados, quando os átomos de hidrogênio se encontram no mesmo lado do plano da molécula, são chamados de cis, mas se os hidrogênios estão em lados opostos, são denominados trans. Os ácidos graxos trans estão presentes em produtos industrializados, como na margarina, na gordura vegetal hidrogenada, nos biscoitos recheados, nos chips, nas batatas fritas industrializadas, nas tortas, nos bolos, etc. Os ácidos graxos trans geralmente têm ação acumulativa, e seu excesso pode ser até mais prejudicial que o dos ácidos graxos saturados, quanto à elevação dos níveis de colesterol no organismo.

Gordura cis e gordura trans:
exemplo de lipídeos (ácidos graxos)

A gordura vegetal hidrogenada é um tipo específico de gordura *trans* obtida pela hidrogenação industrial de óleos vegetais (que são líquidos à temperatura ambiente), formando uma gordura de consistência mais firme. Durante o processo de hidrogenação, átomos de hidrogênio são inseridos aleatoriamente, até que a

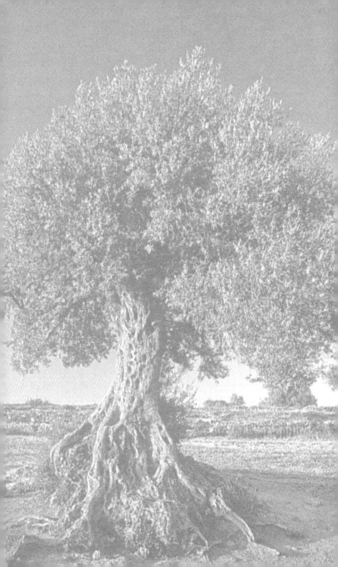

*O azeite de oliva é rico em
ácidos graxos poliinsaturados,
principalmente ômega 6 e ômega 9.*

gordura atinja a consistência desejada. Sendo assim, a reação é incompleta, e são obtidos ácidos graxos insaturados em variados estágios de hidrogenação. A hidrogenação dá origem a uma estrutura com ponto de fusão mais elevado, rica em moléculas *trans*.

Recomendação do consumo de lipídios

As gorduras representam aproximadamente 33% do total dos recursos energéticos ingeridos pela população mundial, em média, diariamente. Cerca de 20% das calorias diárias consumidas por uma pessoa devem vir da gordura monoinsaturada, 10% da poliinsaturada e até 7% da saturada.

Para uma alimentação saudável, aconselha-se substituir o consumo de gorduras saturadas por ácidos graxos monoinsaturados, como os do azeite. Numerosos cientistas, médicos e nutricionistas afirmam que o azeite de oliva, além de conter ácido oléico, é uma fonte rica em vitamina E, e por isso protege o organismo contra o câncer e doenças do coração, retardando, assim, o processo de envelhecimento. Mas somente o azeite extraído a frio é rico em antioxidantes.

Radicais livres e a ação dos ácidos graxos insaturados

Radicais livres são átomos muito instáveis e reativos, por apresentarem um número ímpar de elétrons na sua órbita externa. Alguns são produzidos por reações indispensáveis, como as reações metabólicas e enzimáticas, porém, quando gerados descontroladamente, podem danificar proteínas, lipídios e ácidos nucléicos, ocasionando uma série de doenças e acelerando o envelhecimento. Os radicais livres são importantes para a realização de diversas reações endógenas, sendo prejudiciais somente quando em excesso.

Os radicais livres mais importantes são formas tóxicas do oxigênio. Sabemos que o oxigênio é um gás vital, mas também tóxico. Se não for totalmente utilizado, pode prejudicar o organismo por sua ação oxidante. Para conter essa ação residual do oxigênio não utilizado, os organismos vivos possuem enzimas antioxidantes. Mas essas enzimas dependem da presença em quantidades regulares de minerais, de modo a cumprir perfeitamente sua função. Atualmente, diversos fatores enfraquecem a capacidade antioxidante do organismo vivo, permitindo que surjam, assim, as formas relativamente tóxicas do oxigênio, os radicais livres, responsáveis pela agressão celular que é, em primeira instância, a causa das doenças degenerativas e do envelhecimento mais rápido do homem moderno.

Fatores que contribuem para a elevação do índice de radicais livres no organismo

(em ordem alfabética, sem ordem de importância):

- Agrotóxicos nos alimentos
- Água tratada, de torneira, rica em compostos químicos
- Consumo de alimentos com gorduras trans e saturadas
- Consumo de alimentos embutidos e enlatados
- Consumo de alimentos gordurosos
- Consumo excessivo de açúcar branco
- Consumo excessivo e constante de bebidas alcoólicas
- Dietas pobres em proteínas e/ou vitaminas e minerais
- Estresse constante
- Exposição aos raios ultravioleta, sem proteção
- Poluição atmosférica
- Radiação gama
- Radiografias
- Radioterapia
- Tabagismo (fumaça de cigarro, mesmo para quem não fuma)
- Uso de alguns fármacos, como corticóides e antibióticos

Agentes antioxidantes

O consumo de gorduras saturadas e de óleos vegetais oxidados forma, também, radicais livres perigosos, que prejudicam a membrana celular. O recurso para reduzir o excesso de radicais livres no organismo é, primeiramente, evitar os fatores aqui relacionados capazes de promover sua produção. Hoje são utilizados agentes ditos antioxidantes, que são compostos capazes de neutralizar o excesso de radicais livres no organismo.

O consumo de ácidos graxos monoinsaturados, como o ácido oléico do azeite de oliva, reduz a ação dos radicais livres, inclusive pela presença de outro agente antioxidante no azeite, a vitamina E. Uma dieta rica em azeite de oliva produz fortalecimento de membranas, por aumentar a resistência às modificações induzidas pelos radicais livres. Pesquisas de algumas décadas já demonstraram que modificações oxidantes e geração de radicais livres (como decorrência do consumo habitual de gorduras submetidas a frituras) podem ser neutralizadas quando o azeite de oliva é ingerido com regularidade.

CAPÍTULO II

ORIGEM, MITOS E CURIOSIDADES

Origem do azeite

Não se sabe ao certo a origem do uso do azeite, mas, certamente, é um fato milenar. Juntamente com a parreira, a oliveira foi uma das primeiras árvores a ser cultivada, há mais de 14 mil anos no Mediterrâneo Oriental e na Ásia Menor. Há registros de que fenícios, sírios e armênios foram os primeiros povos a produzir e consumir azeite, sendo que os gregos e romanos são responsáveis pela difusão do produto na Europa e no Ocidente.

Os egípcios talvez tenham sido a primeira civilização a utilizar o azeite de oliva para diversos fins, e foram um dos produtores dos melhores azeites do mundo antigo. O produto era utilizado praticamente para tudo: como tempero, recurso para frituras, remédio, além de estar presente nas cerimônias religiosas. Sacerdotes egípcios consagravam o azeite que era aplicado como recurso purificador na própria pele e na pele dos candidatos à iniciação nos grandes mistérios. A tradição egípcia do uso alimentício, medicinal e religioso do azeite foi passada para diversos povos, como os fenícios, persas e talvez para os semitas. Também para os hebreus, o azeite era componente indispensável em diversas situações e para diversos usos.

Além do uso alimentício e medicinal (ver adiante), o azeite sempre teve outros diversos usos. Nas campanhas de guerras, grandes quantidades de azeite faziam parte da bagagem, e o produto era transportado em grandes ânforas de argila ou tonéis de madeira, em carroças especiais, sendo muito protegidas pelos soldados. Durante o Império Romano foi muito usado para amaciar a pele e os cabelos. Era comum untar os cabelos antes de eventos importantes, do mesmo modo que hoje em dia se usa a vaselina.

O azeite sempre foi um produto muito versátil, utilizado em muitas situações, muito mais do que atualmente, pois hoje é basicamente um tempero e participa pouco de formulações cosméticas. Por exemplo, o azeite foi um importante combustível para iluminação, e grandes quantidades eram utilizadas nas cidades, nos palácios e nas residências. Era empregado, também, como lubrificante para as ferramentas e instrumentos agrícolas, como impermeabilizante de roupas e fundamental em ritos religiosos.

Na Grécia antiga, atletas ungiam-se com azeite para melhorar seu desempenho. Na época das grandes navegações, por volta do século XVI, o azeite era obrigatório nos navios, utilizado para a conservação de plantas e no preparo de diversos medicamentos. Atualmente, diversas pesquisas comprovam os grandes benefícios que o azeite de oliva pode oferecer à saúde, conforme apontaremos adiante.

No século XVI, o azeite foi introduzido, pelos espanhóis, no Peru, Chile, México, e no século XVIII, nos Estados Unidos. Os portugueses também trouxeram o azeite para o Brasil já início do século XVI.

A importância do azeite deve-se ao fato de ele poder ser empregado tanto na alimentação, quanto na medicina, higiene e estética.

Registros históricos relatam que os povos mesopotâmicos, há mais de 5 mil anos, mantinham o hábito de untar o corpo com azeite para combater o frio.

A oliveira

A oliveira é uma árvore de porte médio, de tronco retorcido, nativa da parte oriental do Mar Mediterrâneo. De seus frutos, as azeitonas, os homens aprenderam a extrair o azeite no final do período neolítico, que foi usado, inicialmente como ungüento, como combustível e só depois foi empregado na alimentação, tornando-se uma árvore venerada por diversos povos.

A oliveira é cientificamente classificada como *Olea europaea* L., da família das oleáceas, e mede geralmente de 4 a 5 metros, mas pode chegar a mais de 10 metros de altura. Seu tronco é curto, com curvaturas que lhe conferem aparência peculiar tortuosa. As folhas verde-escuras são estreitas, têm forma semelhante à de uma lança, coriáceas e de bordas inteiras. As flores nascem em cachos e desabrocham na primavera. Seu fruto, a oliva ou azeitona, é, inicialmente verde, tornando-se arroxeado ou negro quando amadurece.

A polpa da azeitona contém 40% de matéria graxa e caroço lenhoso, que envolve a semente. É uma árvore rústica, que se adapta a uma ampla diversidade de solos, mas depende de um grau mínimo de umidade. É típica de climas temperados, e requer o preparo do terreno, com aragens superficiais, bem como adubações e podas. Multiplica-se por estaquia (plantio de galhos com auxílio de estacas), enxertia (união de duas partes de plantas da mesma espécie) e mergulhia (plantio de galhos flexíveis, vergados à terra e seccionados da planta-mãe depois de enraizar). As mudas obtidas por sementes geralmente dão frutos de qualidade inferior, e, por isso, são utilizadas apenas como porta-enxertos (cavalos) de variedades mais apuradas.

A oliveira inicia sua fase produtiva somente após quatro anos de plantio.

A oliveira na História

Pesquisadores acreditam que a oliveira é originária do sul do Cáucaso, das planícies altas do Irã e do litoral mediterrâneo, da Síria e Palestina, tendo se expandido posteriormente para o restante do Mediterrâneo. Para nossa história contemporânea, a oliveira surgiu no Mediterrâneo, provavelmente na ilha de Creta, no sul da Grécia.

No século XII a.C. foi encontrada no Egito a mais antiga referência à oliveira registrada: num papiro, o faraó Ramsés III exorta o Deus-Sol Rá com estas palavras: *Dessas árvores pode ser extraído o óleo mais puro para manter acesas as lâmpadas de seu santuário.*

Gregos e fenícios atravessavam o mar Mediterrâneo com as oliveiras, com o próprio óleo de oliva e com trigo, negociando, principalmente, com a Itália, França, Espanha e norte da África. Os gregos, grandes produtores e consumidores de azeite, associavam a oliveira à força e à vida, e dedicavam uma festa anual em homenagem à árvore. Na mitologia grega, há citações de que, durante as disputas pelas terras da cidade que hoje é Atenas, Poseidon teria, com um golpe de seu tridente, feito surgir um belo e forte cavalo, estimulando seu povo a ser guerreiro, e a deusa Atena, teria, então, domado o animal e feito surgir uma oliveira carregada de frutos, para alimentar seu povo, produzir óleo e usar a madeira. Atena venceu Poseidon e a cidade foi nomeada Atenas, em homenagem à nova deusa protetora.

A oliveira é, por isso, consagrada à deusa Atena, e simboliza a liberdade e a pureza para os gregos. Enquanto em Roma a coroa trançada para ornar os atletas vencedores dos jogos esportivos era feita de folhas de louro, na Grécia ela era confeccionada com folhas de oliveira.

Possivelmente os gregos herdaram as técnicas de cultivo da oliveira dos cretenses. A civilização minóica, que floresceu na Ilha de Creta até 1.500 a.C., prosperou por causa do comércio do azeite de oliva e de vinho.

A oliveira é também citada na Bíblia em diversos trechos, tanto a árvore como a azeitona e o azeite, contendo cem citações referentes às oliveiras e mais de 140 sobre o óleo de oliva. A própria passagem da pomba que retorna à Arca de Noé e traz no bico um ramo de oliveira, significando, assim, a renovação da vida na Terra.

Talvez a curiosidade mais marcante seja em relação à oliveira e a sua longevidade, podendo chegar a mais de mil anos. Calcula-se que algumas das oliveiras presentes na Palestina nos dias atuais tenham mais de

2 mil anos de idade, e podem ter presenciado a vida de Jesus Cristo no Monte das Oliveiras.

Na história da Roma Antiga há menção de que Rômulo e Remo, descendentes dos deuses fundadores de Roma, viram a luz do dia pela primeira vez sob os galhos de uma oliveira. Vestígios fossilizados de oliveiras foram encontrados na Itália, no Norte da África, em pinturas nas rochas das montanhas do Saara central, datadas de 6 mil a 7 mil anos, entre o quinto e segundo milênio a.C. Múmias do Egito foram encontradas vestidas com envoltórios trançados de oliveira. Na cidade de Creta, foram encontrados desenhos de oliveiras em relevo produzidos há aproximadamente 2.500 anos.

A aplicação medicinal das folhas

As folhas da oliveira podem ser colhidas durante todo o ano para fins medicinais, acreditando-se que as variedades selvagens têm mais princípios curativos e ativos. As folhas da oliveira têm propriedades terapêuticas conhecidas também desde a Antiguidade e confirmadas pela ciência atual. O chá das folhas tem ação diurética e anti-séptica, sendo utilizadas no tratamento de feridas.

Sempre foram famosas as propriedades das folhas de oliveira para aliviar dores nas articulações, nos casos de reumatismo e de gota. As folhas são também febrífugas e hipotensoras. Um chá feito com as folhas faz dilatar as artérias, baixa a tensão arterial e ajuda a melhorar a circulação sanguínea. Mais recentemente, verificou-se que o chá das folhas de oliveira têm, ainda, propriedades antidiabéticas, ajudando a baixar o nível de açúcar no sangue. O chá é utilizado no tratamento de feridas, tendo ainda ação diurética.

O Brasil não planta oliveiras

O Brasil não tem tradição no plantio de oliveiras, mas aqui a árvore pode ser cultivada nos Estados do Rio Grande do Sul, Santa Catarina, Paraná, São Paulo, Minas Gerais, Rio de Janeiro e Espírito Santo, ou em locais de temperatura média entre 15 °C e 20 °C.

Curiosidades sobre a azeitona

Mesmo quando madura, a azeitona tem sabor amargo, e só depois de tratada com hidróxido de sódio e colocada em solução salina, por cerca de seis meses, adquire o sabor conhecido. Deve ser mantida em conserva para preservar o sabor. A maior parte da produção de azeitonas destina-se à obtenção do óleo ou azeite, e a menor parte para o comércio de azeitonas.

A azeitona nasce plenamente verde, e, no processo de amadurecimento, a casca adquire tons acinzentados, e logo se torna dourada. Em seguida, torna-se castanha, progressivamente roxa e escurece até ficar preta. Quanto mais tempo permanece na oliveira, mais escura fica a azeitona.

São catalogados hoje cerca de 270 tipos de azeitonas, mas somente 24 são regularmente utilizadas na produção de azeite. Geralmente, cada país produtor tem a sua azeitona de preferência para a produção do azeite. Na Espanha, a azeitona mais utilizada é a *picual*, em Portugal, a *galega*, na Argentina, a *arauco*. Os principais tipos de azeitona são:

- azeitona preta da califórnia
- azeitona preta chilena
- azeitona preta empeltre
- azeitona preta fargas
- azeitona preta nevadilha
- azeitona preta portuguesa
- azeitona preta temperada
- azeitona verde arauco
- azeitona verde mazanilha

Cada litro de azeite exige entre 5 e 6 quilos de azeitonas, sendo que uma oliveira produz em média 30 quilos, produzindo em média 5 litros de azeite.

Tabela da composição nutricional da azeitona

Cada 100 gramas de azeitonas verdes em conserva contêm:

Calorias – 140 calorias
Proteínas – 1,5 g
Gorduras – 10 g
Cálcio – 100 mg
Cloro – 4 mg
Ferro – 1 mg
Fósforo – 15 mg
Magnésio – 5 mg
Potássio – 1530 mg
Silício – 6 mg
Sódio – 130 mg
Vitamina A – 250 μl
Vitamina B1 (Tiamina) – 10 mcg
Vitamina B2 (Riboflavina) – 15 mcg
Vitamina C (Ácido ascórbico) – 6 mg

A colheita da azeitona

De um modo geral, o azeite é quase sempre produzido de forma artesanal e, de acordo com o tipo de azeitona e critério na seleção dos frutos na colheita, o azeite de oliva oferece uma grande variedade de aromas, sabores, propriedades medicinais e cosméticas.

A colheita manual é o método mais recomendado, porém é o mais difícil e dispendioso, pois os frutos são tratados com mais cuidados, e, por isso, oferecem o melhor azeite, que será obviamente mais caro.

A forma mais comum de colher olivas é derrubando os frutos por meio de varas compridas, de modo a fazê-los cair sobre uma rede fina e flexível, geralmente de *nylon*. Esse método exige experiência e cuidado, pois pode haver prejuízo na qualidade do azeite caso os frutos sejam danificados ou machucados. Há o sistema de colheita em que são apanhados os frutos caídos no chão, que não é recomendável, pois as azeitonas podem estar muito maduras ou dilaceradas, o que certamente reduzirá a qualidade do azeite e suas características.

Há também equipamentos mecânicos utilizados para colheita da azeitona, que agarram o tronco da oliveira e a vibram até que as azeitonas se desprendam dos ramos. O uso dessas máquinas é associado à utilização de redes móveis colocadas debaixo das árvores, da mesma maneira que ocorre no sistema manual.

Curiosidades
sobre o azeite de oliva

O azeite de oliva aparece em muitas passagens e citações da mitologia de vários povos. Uma lenda que pertence à tradição hebraica conta que a oliveira nasceu no monte Tabor, no vale de Hebron, quando Adão fez 930 anos. Pressentindo sua morte, Adão lembrou que o Senhor lhe havia prometido o "óleo da misericórdia" para redenção de seus pecados. Foi então que um querubim enviou-lhe a semente da oliveira, que germinou em sua boca após a sua morte.

Na Grécia, Atenas, protegeu os aqueus Ulisses e Aquiles na guerra de Tróia. Consta-se que o leito de Ulisses era feito do tronco de uma oliveira.

Para os romanos, Minerva, a correspondente romana de Atena, era a deusa da inteligência e da sabedoria, e presidia a atividade intelectual. Minerva tinha olhos verdes, segundo a mitologia, por beber muito azeite. Desde os primeiros Jogos Olímpicos, ânforas de azeite eram oferecidas aos vencedores como prêmio. Os gregos, antes das lutas, untavam o corpo com azeite e utilizavam-no, também, em rituais de iniciação.

Os fenícios chamavam o azeite de "ouro líquido" e utilizavam-no como moeda de troca. Os egípcios utilizavam-no em rituais religiosos, em óleos de massagens, aos quais juntavam flores. No Alcorão, é evidenciada diversas vezes a ligação entre a luz do azeite e a luz que irradia de Alá.

Azeite pode ficar velho?

Do mesmo modo que as uvas, as azeitonas variam de aromas, cepas, qualidade e sabor. As garrafas de azeite também são datadas e sofrem os efeitos do tempo, da luz e, diferentemente do vinho tinto (mas como o vinho branco), um azeite virgem deve ser consumido em, no máximo, 2 a 3 anos. Uma vez aberta garrafa, o azeite tende a se oxidar, alterando suas características. Para aumentar a sua conservação e variar o sabor, o azeite pode ser aromatizado com muitos elementos, principalmente com ervas, pimenta, trufas e até mesmo azeitonas.

Dieta mediterrânea

O azeite é um componente imprescindível na chamada "dieta mediterrânea", rica em azeite e vinho, muitas frutas, verduras, cereais integrais, laticínios e quase nenhuma carne vermelha ou gordura animal saturada, sendo, por isso, considerada uma das mais saudáveis do mundo.

Mesmo congelado, não se altera

O azeite solidifica-se em temperaturas muito baixas, mas em temperatura ambiente volta ao seu aspecto inicial, sem perder ou alterar as suas características.

"Estar com os azeites"

É uma expressão popular portuguesa, do tempo dos mestres azeiteiros, que continua em voga como sinônimo de "estar de mau humor". E, ainda hoje, a palavra "azeiteiro" é usada em Portugal para designar alguém que utiliza uma linguagem descuidada.

Referências ao azeite de oliva na Bíblia

Na Bíblia, como mencionado anteriormente, há cerca de 200 citações do azeite em diversos trechos:

Do alto de tua morada, rega os montes; a terra farta-se do fruto de tuas obras. Faze crescer a relva para os animais e as plantas, para o serviço do homem, de sorte que da terra tire o seu pão, o vinho que alegra o coração do homem, o azeite que lhe dá brilho ao rosto, e o alimento que lhe sustém as forças.

Salmos 104:10-23

Darei as chuvas da vossa terra a seu tempo, as primeiras e as últimas, para que recolhais o vosso cereal, e o vosso vinho, e o vosso azeite. Darei erva no vosso campo aos vossos gados, e comereis e vos fartareis.

Deuteronômio 11:8-17

Tu, pois, ordenarás aos filhos de Israel que te tragam azeite puro de oliveiras, batido, para o candeeiro, para fazer arder as lâmpadas continuamente.

Êxodo 27:20

E pão ázimo, e bolos ázimos, amassados com azeite, e coscorões ázimos, untados com azeite; com flor de farinha de trigo os farás.

Êxodo 29:2

E tomarás o azeite da unção, e o derramarás sobre a sua cabeça; assim o ungirás.

Êxodo 29:7

Então tomarás do sangue, que estará sobre o altar, e do azeite da unção, e o espargirás sobre Arão e sobre as suas vestes, e sobre seus filhos, e sobre as vestes de seus filhos com ele; para que ele seja santificado, e as suas vestes, também seus filhos, e as vestes de seus filhos com ele.

Êxodo 29:21

E disso farás o azeite da santa unção, o perfume composto segundo a obra do perfumista: esse será o azeite da santa unção.

Êxodo 30:25

E falarás aos filhos de Israel, dizendo: Esse me será o azeite da santa unção nas vossas gerações.

Êxodo 30:31

E o azeite da unção, e o incenso aromático para o santuário; farão conforme a tudo que te tenho mandado.

Êxodo 31:11

E o altar do incenso e os seus varais, e o azeite da unção, e o incenso aromático, e a cortina da porta para a entrada do tabernáculo.

Êxodo 35:15

Então tomarás o azeite da unção, e ungirás o tabernáculo, e tudo o que há nele; e o santificarás com todos os seus pertences, e será santo.

Êxodo 40:9

Em pedaços a partirás, e sobre ela deitarás azeite; oferta é de alimentos.

Êxodo 2:6

Assim o sacerdote queimará o seu memorial do seu grão trilhado, e do seu azeite, com todo o seu incenso; oferta queimada é ao Senhor.

Levítico 2:16

Porém, se em tua mão não houver recurso para duas rolas, ou dois pombinhos, então aquele que pecou trará como oferta a décima parte de um efa de flor de farinha, para expiação do pecado; não deitará sobre ela azeite nem lhe porá em cima o incenso, porquanto é expiação do pecado.

Levítico 5:11

*Toma a Arão e a seus filhos com ele, e as vestes, e
o azeite da unção, como também o novilho da expiação do pecado, e os dois carneiros, e o cesto dos
pães ázimos.*

Levítico 8:2

*Então Moisés tomou o azeite da unção, e ungiu o ta-
bernáculo, e tudo o que havia nele, e o santificou.*

Levítico 8:10

*Depois derramou do azeite sobre a cabeça de Arão,
e ungiu-o, para santificá-lo.*

Levítico 8:12

*Nem saireis da porta da tenda da congregação, para
que não morrais; porque está sobre vós o azeite da
unção do Senhor.* E fizeram conforme a palavra de
Moisés.

Levítico 10:7

*Também o sacerdote tomará do logue de azeite, e o
derramará na palma da sua própria mão esquerda.*

Levítico 14:15

*Então o sacerdote molhará o seu dedo direito no
azeite que está na sua mão esquerda, e daquele
azeite com o seu dedo espargirá sete vezes perante
o Senhor.*

Levítico 14:16

E o restante do azeite, que está na sua mão, o sacerdote porá sobre a ponta da orelha direita daquele que tem de purificar-se, e sobre o dedo polegar da sua mão direita, e sobre o dedo polegar do seu pé direito, em cima do sangue da expiação da culpa.

Levítico 14:17

CAPÍTULO III

COMO O AZEITE É PRODUZIDO

Como é feito o azeite de oliva?

Depois de colhidas, as azeitonas são guardadas por um dia, sendo depois trituradas num aparelho especial. Antigamente, a trituração era feita manualmente, em grandes pilões de pedra ou de madeira. Hoje, são usados trituradores de pedra de granito, nos quais a azeitona inteira, incluindo o caroço, transforma-se numa pasta, que é depois estendida em cestos, que são empilhados e colocados em prensas. A prensa aplica intensa pressão nos frutos, e a pasta se transforma em um suco composto por água e azeite. Posteriormente, o azeite fica repousando, e a água resultante é retirada por centrífugas.

No passado, a prensagem era realizada por meio de rolos ou de pequenas prensas, e o azeite era colhido manualmente do sobrenadante do suco resultante. Obviamente, perdia-se muito azeite, e atualmente, pelo processo moderno, obtém-se aproximadamente um quilo de azeite de oliva virgem para cada cinco quilos de azeitona.

As regiões produtoras de azeite

De acordo com a EPAMIG, Empresa de Pesquisa Agropecuária de Minas Gerais, a área plantada com oliveiras no mundo é de 8,3 milhões de hectares. A produção mundial encontra-se em torno de 15,8 milhões de toneladas. A região mediterrânea é responsável por 95% de todo azeite produzido no mundo, pois é favorecida por suas condições climáticas, com clima seco, bastante sol e solo rico, condições propícias ao cultivo das oliveiras.

Atualmente, a Espanha é o maior produtor mundial de azeite de oliva, com 43% da produção da União Européia (Itália e a Grécia com 18% e 14%, respectivamente). A Espanha exporta para mais de cem países, estando entre os primeiros Itália, França, Estados Unidos, Japão e Austrália. Localizam-se na Espanha conceituados órgãos que verificam a qualidade do produto, entre eles, a sede do conselho internacional para o azeite de oliva.

A Espanha conta com uma longa tradição na elaboração do azeite de oliva, na qual o cultivo de oliveiras é realizado há 6 mil anos. Na própria região em que hoje está a Espanha, já existiam oliveiras selvagens desde a pré-história. Só na Espanha existem mais de 200 tipos de azeitonas, responsáveis por azeites que são classificados pela sua região de origem. Por causa de suas características geológicas e climáticas especiais, com solos ricos e clima temperado, não é difícil compreender por que o país é o maior produtor de azeite do planeta. Só na região de Andaluzia, a mais importante, produz 80% do azeite espanhol, e possui cerca de 165 milhões de oliveiras, 50% delas localizadas em Jaén, a maior área de produção do mundo.

Depois da Espanha e da Itália, os principais produtores de azeite são Portugal, Grécia, Turquia e Tunísia, mas há cultivo de oliveiras em muitas partes do planeta, como nos Estados Unidos (Califórnia), Austrália e países sul-americanos, como Argentina e Chile. A Itália, segundo maior produtor mundial, tem a sua produção concentrada nas regiões da Toscana, Úmbria e Ligúria. Outro dado importante é a qualidade: 70% da produção é composta de azeite extra virgem.

Portugal, com 340 mil hectares e oliveiras plantadas, é o quarto maior produtor mundial de azeite, graças ao clima, com inverno ameno, primavera e outono chuvosos, e com muita luminosidade, todas características favoráveis ao cultivo de oliveiras e produção de azeite. Um dos melhores azeites do mundo é produzido com as famosas azeitonas galegas, da região de Sicó, que produzem um excepcional azeite extra virgem, com acidez máxima de 0,6 graus, de especial sabor e textura. As regiões portuguesas mais importantes na produção de azeite são a do Porto e a de Trás-os-Montes. Hoje, a produção de azeite em Portugal é feita por regiões, e por esse motivo o resultado final é diferente de região para região. Cada região produz um azeite de características singulares por causa do seu microclima e do tipo de azeitona existente no olival.

Em Trás-os-Montes, há um azeite de aroma de frutos secos, com um toque amargo e picante. Nas Beiras, o azeite caracteriza-se por temperamento moderado, isto é, nem tão amargo como o do norte, nem tão frutado como o do Alentejo. No Ribatejo, a azeitona predominante é a galega, que habitualmente é colhida madura, dando assim origem a um azeite "redondo" e de sabor de fruta doce. No Alentejo, o azeite é suave, pouco amargo e picante. Os azeites de Moura proporcionam um sabor de fruta fresca (maçã), amargo e picante.

Portugal é um importante produtor e consumidor, mas não um grande exportador. O principal importador do azeite português é o Brasil, com 70% do volume importado. Além do Brasil, o azeite português é exportado para cerca de cem países nos cinco continentes, e boa parte da exportação é feita a granel, principalmente para outros países europeus como a Itália, Inglaterra e Portugal.

Os gregos atuais, obedecendo à tradição histórica do país, estão entre os maiores consumidores *per capita* de azeite de oliva. A Grécia, embora seja o terceiro maior produtor mundial, é a campeã mundial de consumo, com média de 23 litros por pessoa por ano. Na Grécia, a azeitona mais famosa do país é a *kalamata*, conhecida no mundo, por possuir sabor excelente, sendo indicada apenas como azeitona de mesa e raramente sendo prensada para fabricar azeite. Para a produção do azeite grego, a azeitona mais usada é a *koroneiki*.

A França é um pequeno produtor, porém de excelente qualidade. Possui uma variedade reduzida de oliveiras, sendo Nyons, em Provence, uma das zonas oleícolas mais importantes do país. Outras estão no Vale do Rhone até Valence.

A Austrália também tem se destacado na produção de azeite. Os outros principais países produtores são a Tunísia (7,7%), a Turquia (4,4%), a Síria (3,8%), o Marrocos (2,5%) e a Argélia (1,4%).

Na Tunísia, o azeite é um dos elementos mais fortes da economia do país, que exporta o produto para muitos países, enquanto Líbia, Marrocos e Argélia, juntos, representam 7% da produção mundial de azeite.

A Califórnia está há alguns anos produzindo azeites de grande qualidade, porém muito caros, por causa da pequena produção e do alto preço da mão-de-obra.

Produção e consumo

Dados relativos ao período das safras de 2001 a 2003 apontam uma produção mundial de azeite de aproximadamente 2,765 milhões de toneladas, alternando momentos de aumento e queda de volume de produção. Os países da União Européia representam cerca de 80% da produção mundial, sendo a Espanha o maior produtor mundial com 1,083 milhões de toneladas (quase 409% da produção mundial), seguido pela Itália, com 585 mil toneladas (21%) e a Grécia, com 388 mil toneladas (14%). Síria, Turquia, Tunísia e Marrocos produzem conjuntamente 399 mil toneladas (15%). O Brasil não produz azeite de oliva.

Produção mundial de azeite

Campanha	Produção (em toneladas)
86/87	1,614
87/88	2,028
88/89	1,435
89/90	1,796
90/91	1,451
91/92	2,206
92/93	1,813
93/94	1,736
94/95	1,866
95/96	1,638
96/97	2,636
97/98	2,542
98/99	2,401
99/00	2,375
00/01	2,591
Média	2,008

Fonte: Resolução nº 482/99, Anvisa

Produção de azeite
somente da União Européia (em toneladas)

Campanha	Espanha	França	Grécia	Itália	Portugal
94/95	482	3	387	480	32
95/96	323	2	335	630	44
96/97	947	3	435	370	45
97/98	1,090	3	418	640	42
98/99	792	3	473	404	35
99/00	669	4	420	735	50
00/01	945	4	422	510	38

Fonte: COI, Conselho Internacional da Olivicultura

O consumo

O consumo mundial de azeite de oliva vem apresentando uma taxa de crescimento médio anual de 6%, com 2,768 milhões de toneladas, numa avaliação do consumo médio dos períodos de 2000 a 2003. Os países da União Européia representam 71,5% do consumo mundial, sendo a Itália o maior mercado consumidor, com 740 mil toneladas por ano, seguida pela Espanha com 610 mil toneladas, e a Grécia com 270 mil toneladas. Os Estados Unidos vêm apresentando taxas elevadas de crescimento no consumo de azeite de oliva, com cerca de 220 mil toneladas no até 2003.

Espanha, Itália, Grécia, Portugal e França (os cinco maiores produtores do mundo) são também os maiores consumidores. Na Grécia, o consumo médio *per capita* é de 18 quilos por ano; na Espanha e Itália, entre 8 e 9 quilos, e Portugal, 5 quilos. O Brasil consome aproximadamente, 32 mil toneladas ao ano (apresentando números próximos aos do Japão, e superiores aos da Austrália e do Canadá), com cerca de 170 gramas por ano, bem aquém dos gregos, italianos e espanhóis. O Brasil consome diversos tipos de azeites, provenientes principalmente de Portugal, Itália, Espanha e Argentina, sendo um mercado em crescimento.

Em termos de tipo de azeite de oliva consumido, a participação de mercado de azeite extra virgem

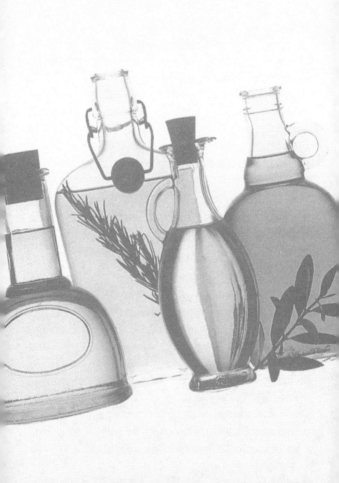

O Brasil é o principal importador do azeite português, comprando 70% de sua produção.

representa 37% dos azeites consumidos no Brasil e na Austrália, 50% no Japão, 54% nos EUA, 61% no Canadá, 78% na Itália e 85% na Grécia. Na Espanha, apenas 20% do azeite consumido é extra virgem.

Dados da Associação Brasileira de Produtores, Importadores e Comerciantes de Azeite de Oliveira (Oliva) mostram que deverão ser consumidas no Brasil, 35 mil toneladas de azeite a cada ano, com tendência a aumentar. Apesar disso, o consumo no Brasil ainda é baixo em razão do custo elevado do azeite.

Azeite de oliva brasileiro?

O Brasil é o sétimo maior importador mundial de azeite de oliva, e o segundo de azeitonas, porém, como já afirmamos anteriormente, o país não planta oliveiras, e por isso não produz azeitonas, e muito menos azeite. Mas isso está mudando. A Epamig – Empresa de Pesquisa Agropecuária de Minas Gerais – é pioneira nas pesquisas sobre a oliveira, especialmente na seleção de variedades mais adequadas às condições brasileiras e na produção de mudas de qualidade. As pesquisas sobre a oliveira estão concentradas na Fazenda Experimental de Maria da Fé, sul de Minas Gerais, com resultados promissores para o desenvolvimento da cultura no Brasil. Segundo a empresa, anualmente, são necessárias 50 mil toneladas de azeite e 35 mil toneladas de azeitonas para o abastecimento do mercado nacional.

Além das vantagens econômicas de produzirmos nosso próprio azeite, há um grande mercado consumidor de azeitonas também, e ambos são produtos que possibilitam agregação de valor e geração de empregos e renda. Essa notícia é muito confortante para o universo agropecuário brasileiro, e atende uma grande expectativa em relação ao cultivo da oliveira e à elaboração de seus derivados.

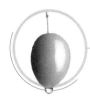

CAPÍTULO IV

AZEITE, ALIMENTO FUNCIONAL

"Alimentos são remédios, remédios são alimentos."
Hipócrates, 2500 a.C.

Um alimento funcional

O azeite de oliva faz parte da família dos alimentos funcionais por sua composição especial, rica em ácidos graxos monoinsaturados e poliinsaturados, vitamina E e outros elementos. Os ácidos graxos monoinsaturados são nutrientes que ajudam a reduzir o risco de doenças cardiovasculares. E mais: com o azeite de oliva no dia-a-dia, diminuem as chances do aparecimento da artrite reumatóide.

Alimento funcional é uma categoria relativamente nova, que começou a ser estudada nos anos 1970. Trata-se de alimentos que possuem, além dos nutrientes, substâncias bioativas, que mantêm ou melhoram a saúde, desde que consumidos na dose certa e diariamente.

Os alimentos, até pouco tempo, tinham duas funções essenciais: a sensorial (aroma e sabor atraentes) e nutritiva, por fornecer ao organismo os nutrientes e suprir as necessidades energéticas. Depois de 1985, graças a detecção de substâncias em alimentos que não tinham poder de nutrir, mais uma função foi apontada: a categoria de "funcionalidade". Tais substâncias são capazes de prevenir e combater doenças, principalmente, as crônico-degenerativas, como os cânceres e as doenças cardiovasculares. Esses alimentos são conhecidos como FOSHU (Foods for Specified Health Use).

A categoria de alimentos funcionais começou a se firmar a partir da década de 1990, com atenção aos alimentos com o valor adicional de propriedades preventivas de doenças. Nos Estados Unidos, em 1998, o mercado de alimentos funcionais representou 16,7 bilhões de dólares, o que corresponde a um crescimento anual de 10,9%. Esse crescimento acontece por causa da imagem positiva que os alimentos trazem em relação ao seu impacto na saúde e bem-estar, e por isso têm se tornado populares. O Brasil aprovou há alguns anos a categoria de alimentos funcionais.

O azeite de oliva é considerado mundialmente como um alimento funcional por possuir níveis significantes de componentes ativos biologicamente, que trazem benefícios à saúde, além da função de nutrição básica.

Alimentos já considerados funcionais:

Alho
Arroz integral
Aveia
Azeite de oliva
Cítricos em geral
Gengibre
Limão
Linhaça
Maçã
Mamão
Mel
Pimenta
Soja
Tomate
Uva
Vinho

Alimentos candidatos à "família" dos alimentos funcionais:

Abacaxi
Açafrão
Açaí
Algas marinhas
Banana
Caju
Frutas oleaginosas
Gergelim

Manga
Melancia
Melão
Missô
Urucum
Verduras (todas)

Os alimentos funcionais são, então, promotores de saúde, e podem estar associados à redução do risco a várias doenças. Importante, porém, é entender que, sozinhos, eles não podem garantir boa saúde, sendo necessário estabelecer uma dieta que contenha uma variedade de alimentos, incluindo frutas, vegetais, grãos e legumes.

CAPÍTULO V

USOS MEDICINAIS DO AZEITE

Uso na Antigüidade

Uma das primeiras alusões medicinais que incluem o azeite na história grega parece ter sido feita por Aristóteles, em sua *Historia Animalia*. Mais especificamente, Dioscórides apontou as propriedades do azeite como lubrificante e contraceptivo, e ensinava composições de azeite com hortelã-pimenta, goma de cedro, alúmen e joio com mel. Dioscórides e Soranus aconselhavam a aplicação de uma pasta espermicida ou supositórios vaginais de azeite, mel, resina de cedro, suco de bálsamo, sálvia e óleo de mirtilo também como contraceptivo.

Em Roma, Caelius Aurelianus sugeria uma mistura de azeite, água do mar e vinagre para o evitar a gravidez. O famoso Papiro Ebers, de 550 a.C., revelava algumas receitas contraceptivas, envolvendo o azeite misturado com tâmaras moídas, casca da árvore de acácia, e mel, para ser aplicado na vagina antes da relação sexual, além de acácia fermentada em ácido lácteo, como espermicida, em pastas de azeite, polpa de romã, gengibre e essência de tabaco.

Plínio, o Antigo, menciona, ainda, o azeite e a uva-moscada (conhecida como abiga) como abortivo. Ele indicava, paralelamente ao uso desses preparados, o exercício excessivo, abanões fortes, saltos, carregamento de pesos, chás diuréticos, laxativos e emenagogos para induzir o aborto, além de banhos com sementes de linho, feno grego, alteia e artemísia, que deveriam ser usados com azeite, suco de arruda, mel, absinto com mel, ou funcho, em forma de pasta.

Na Medicina e na cosmética, existem muitas citações sobre os efeitos benéficos do azeite. Nas guerras, o produto era um grande aliado dos soldados, pois era utilizado em massagens relaxantes, no combate à dor e para a cicatrização de feridas. Diversos elixires, composições e fórmulas medicinais continham azeite como elemento terapêutico ou como veículo. Há relatos sobre ungüentos aromáticos produzidos com diversas ervas maceradas no azeite de oliva. Uma das propriedades medicinais mais marcantes do azeite é sua virtude purgativa e como digestivo, sendo, por isso, amplamente empregado na medicina informal.

Há centenas de referências do uso medicinal do azeite nos escritos médicos da Grécia Antiga. Há uma verdadeira farmácia de recursos preparados com azeite misturado a numerosos remédios, que eram ministrados tanto para uso oral quanto tópico. Galeno foi o médico que mais utilizou composições de azeite com ervas, sais, e até animais como serpentes, escorpiões, aranhas e muitos tipos de venenos, misturados ao azeite, para o tratamento de doenças de pele.

Galeno escreveu mais de cem tratados médicos, nos quais o azeite figura tanto como recurso único em vários tratamentos, quanto como importante veículo para composições medicinais terapêuticas. Talvez Galeno, por ter sido grego, tenha herdado muitos conhecimentos de Hipócrates – considerado o pai da Medicina – que utilizava e recomendava, largamente, o consumo e o uso externo do azeite, tanto para tratamento de doenças como para a beleza da pele e recuperação de contusões.

Muitos registros de técnicas terapêuticas antigas incluem preparados com azeite para aplicação na pele, em caso de escoriações, contusões e feridas abertas, pela sua ação emoliente, cicatrizante e anti-séptica leve. Mas as principais indicações dos compostos de azeite destinados a tratamentos eram direcionadas para doenças mais graves, como a lepra, para a qual se aplicavam envoltórios embebidos em misturas de azeite de oliva, cânfora, enxofre, sais de diversos tipos planta medicinais e até venenos potentes.

Aplicações atuais do azeite de oliva na Medicina

Por sua composição rica em ácidos graxos monoinsaturados, como o ácido oléico, e baixo teor de saturados, o consumo do azeite de oliva está diretamente relacionado à estabilidade do metabolismo do colesterol.

A presença de hidrocarbonetos no azeite – como o esqualeno, por exemplo – favorece a eliminação de toxinas, a proteção da membrana celular e a ação anticarcinogênica. Também a presença de esteróis, como o ß-sitosterol, por exemplo, favorece a redução do colesterol e ajuda na prevenção e combate ao câncer (próstata, cólon, mama), promove a redução dos compostos fenólicos que inibem oxidação e reagem com radicais livres, inibem a agregação plaquetária e previnem a oxidação do LDL. Por conter vitamina E, o azeite representa o papel de um bom antioxidante.

Para remover cálculos da vesícula biliar

Bater numa batedeira (emulsificar) duas colheres de sopa de azeite de oliva e uma quantidade semelhante de suco de limão. Tomar em jejum e mais três ou quatro vezes por dia, em horários distintos aos das refeições.

Como antiinflamatório de uso oral

Estudos bem modernos apontam a capacidade do azeite de oliva, usado por via oral, como alimento, como um bom antiinflamatório e como redutor da tendência do organismo a formar focos de inflamação. Um estudo realizado na Inglaterra em 2007 mostra que o consumo regular do azeite pode diminuir a ação de uma proteína inflamatória, a NFKapaB, responsável por muitas doenças degenerativas, além de interferir no fenômeno inflamatório conhecido em Medicina como "cascata do ácido araquidônico", que forma interleucinas inflamatórias e leucotrienos agressivos. O efeito foi atribuído à presença dos ácidos oléico, linoléico e linolênico (respectivamente ômega 9, 6 e 3) no azeite extra virgem de qualidade.

Para reduzir a gordura abdominal

Observadores verificaram que os povos do Mediterrâneo (que fazem uso regular de azeite), não apresentam de modo tão constante um acúmulo de gordura na circunferência abdominal, como ocorre com habitantes de países e locais onde o uso do produto é mais escasso. Ao que parece, o consumo regular de azeite impede que a gordura se deposite na região da cintura, que leva à formação da desconfortável e antiestética barriga. Desse modo, o uso do azeite é benéfico para os casos de síndrome metabólica, em que diversos fatores anômalos se somam, mas cujo sinal mais evidente é o acúmulo de gordura no abdômen, tanto no tecido gorduroso abaixo da derme, quanto nos órgãos abdominais, como o fígado e os rins, por exemplo. A síndrome metabólica é uma das ocorrências mais comuns atualmente, e acomete pessoas sedentárias consumidoras de gorduras saturadas e açúcar, além de eventualmente álcool e sal em excesso.

Útil para tratar o diabetes

No caso do diabetes, a substituição de gordura saturada pelo azeite melhora a resistência à insulina e, conseqüentemente, diminui a glicose do diabético. Pesquisas recentes realizadas por cientistas das várias universidades européias apontam os benefícios do azeite no diabetes. Um interessante trabalho está publicado no *Diabetes Care*, da Associação Americana de Diabetes. No estudo, os autores afirmam que o hábito de se consumir azeite, de preferência o extra virgem, faz diminuir o acúmulo de gordura no abdômen e produz efeitos redutores do açúcar no sangue. Por ser constituído essencialmente da gordura monoinsaturada, o azeite de oliva é importante, pois, além de auxiliar na estética, ele pode prevenir doenças como o diabetes do tipo 2.

Pesquisas científicas sobre o azeite de oliva

Azeite reduz risco de câncer e ajuda a tratar a doença

Pesquisas realizadas no Hospital Universitário de Copenhagen, Dinamarca, mostraram que o consumo de azeite extra virgem pode auxiliar na prevenção do câncer. Os pesquisadores monitoraram 182 pessoas durante duas semanas, concluindo que as pessoas que consumiram no mínimo 25 ml de azeite por dia apresentaram níveis mais baixos de uma substância que enfraquece as células do corpo, bem como de fatores que baixam a imunidade. Isso porque o alto teor de ácido oléico do azeite contribui para neutralizar o gene da doença, chamado Her-2. Os pesquisadores confirmaram que o azeite provoca inibição dos radicais livres, agindo contra o crescimento de tumores e reduzindo os processos inflamatórios.

Os pesquisadores dinamarqueses atribuem os efeitos anticancerígenos do azeite também pela presença no produto de ibuprofeno, um importante agente antiinflamatório, que também é eficaz no combate as doenças crônicas e que tem suas características fortalecidas com seu preparo. Para que o azeite contenha doses consideráveis dessa substância, o processo de fabricação deve ser pela prensagem a frio. O azeite extra virgem é o melhor, pois tem maior teor de ibuprofeno e de outros antioxidantes, segundo o doutor Daniel Magnoni, chefe do setor de nutrologia e cardiologista do Hospital do Coração em São Paulo.

O azeite extra virgem é reconhecido pelo FDA – *Food and Drug Administration* –, como um alimento com características funcionais que, pela presença de antioxidantes, reduz os riscos do câncer, bem como fortalece o sistema imunológico.

Pesquisadores americanos divulgaram uma matéria recente que aponta as propriedades do azeite de oliva contra o câncer de mama, que pode agilizar seu tratamento. As pesquisas com amostras de células cancerígenas mamárias apontaram que o ácido oléico reduz, de forma significativa, os níveis do gene de câncer Her-2/neu, ainda conhecido como erb B-2, conforme informações prestadas pelo doutor Javier Menendez, da Faculdade de Medicina Feinberg, da Universidade de Northwestern, em Chicago, Illinois, coordenador da pesquisa. Altos níveis de Her-2/neu aparecem em 20% dos casos de câncer de mama e estão relacionados às formas particularmente agressivas da doença.

Estudos realizados na Universidade de Northwestern, nos Estados Unidos, feitos com células cancerosas da mama, também mostraram que o azeite reduz intensamente a ação do gene Her-2/neu relacionado à doença, confirmando os resultados dos colegas dinamarqueses. Eles também verificaram que o gene aparece em altas concentrações em mais de 20% dos pacientes com câncer de mama, e é associado a tumores muito agressivos.

Outras experiências com células cancerígenas também mostraram que o ácido oléico não apenas neutraliza o gene Her-2/neu, como aumenta a eficácia do tratamento dos anticorpos mononucleares, como o trastuzumab (herceptina), segundo os pesquisadores, cujo trabalho foi publicado na revista médica "Anais de Oncologia". A pesquisa aponta que a redução do gene Her-2/neu permite prolongar substancialmente a vida dos doentes. Estudos realizados em populações do sul da Europa também comprovaram que o ácido graxo monoinsaturado pode ter efeitos protetores contra o câncer de mama.

Segundo pesquisadores de Chicago, uma das possíveis causas relacionadas à capacidade protetora do azeite contra o câncer de mama é a presença do ácido oléico, daí a recomendação para uma dieta rica em azeite de oliva. Nos estudos anteriormente mencionados, realizados nos Estados Unidos, evidenciou-se que o ácido oléico não apenas suprimiu a atividade do gene citado, como também estimulou a eficácia do medicamento contra câncer de mama chamado herceptina. O doutor Javier Menendez, que liderou algumas pesquisas, afirmou que a descoberta confirma estudos que mostram que a dieta mediterrânea permite proteção significativa contra o câncer, incluindo doenças cardíacas e envelhecimento acelerado. O médico ressaltou que pode ser possível adiar ou impedir a ocorrência de resistência à herceptina em pacientes de câncer de mama portadores de altos níveis do gene ao incluir o azeite de oliva em sua dieta.

Os efeitos medicinais do azeite de oliva foram reconhecidos pela FDA, que autorizou os fabricantes a fazerem referência aos efeitos benéficos do azeite para a saúde nas embalagens dos seus produtos, principalmente, para os efeitos no aparelho cardiovascular.

Azeite de oliva possui componentes benéficos

A famosa revista *Lancet* publicou em 2001 que pesquisadores europeus do *German Cancer Research Center,* de Neuenheimer Feld, Heildelberg, Alemanha, e *do National Institute of Cancer Research*, de Gênova, Itália, liderados pelo doutor Robert W. Owen, conduziram um estudo sobre os efeitos do azeite de oliva na saúde.

Os pesquisadores foram estimulados pela fama da dieta mediterrânea, tida como capaz de proteger o organismo reduzindo as taxas de mortalidade por câncer e por doenças coronarianas. As estatísticas mostram claramente que a mortalidade por câncer de

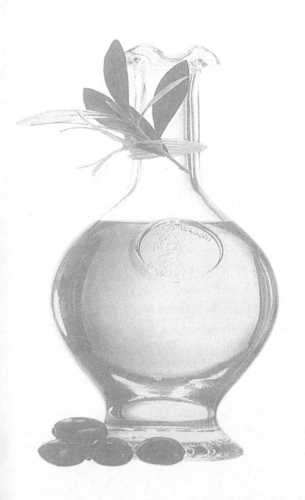

*Os efeitos medicinais do azeite
de oliva foram reconhecidos pela
FDA, que autorizou os fabricantes
a fazerem referência aos efeitos
benéficos do azeite para a saúde
nas embalagens dos seus produtos.*

intestino e de mama é muito maior nos países em que o consumo de azeite de oliva é baixo, como Inglaterra, Escócia e Dinamarca, e muito menor nos países em que o consumo do azeite é alto, como Espanha, Portugal, Grécia e Itália. Os cientistas, com base nesses informes, procuraram estabelecer quais componentes químicos do azeite seriam responsáveis por esse efeito.

Foi, então, verificado no estudo, que há uma grande variedade de componentes medicinais no azeite de oliva. Montedoro, Angerosa, Kiritsakis e Owen verificaram que as principais substâncias químicas envolvidas na proteção à saúde são fenóis, como o esqualeno, e gorduras monoinsaturadas, entre elas o ácido oléico. Montedoro encontrou uma concentração de fenóis em torno de 500 miligramas por quilo de azeite, enquanto Owen, uma média de 196 miligramas por quilo. Avaliando os diferentes fenóis do azeite de oliva, verificou-se a presença de hidroxitirosol, tirosol e secoiridóide em concentrações um pouco maiores no azeite extra virgem. Outro fenol encontrado no óleo de oliva foi o lignane, também em concentração muito maior no azeite extra virgem do que no azeite refinado.

O doutor Kiritsakis demonstrou que o azeite de oliva é o óleo vegetal que contém as maiores concentrações de esqualeno, que variam de 136 a 708 miligramas por 100 gramas de azeite. O doutor Owen comparou as concentrações de esqualeno encontradas no azeite extra virgem, no azeite virgem refinado e nos óleos de sementes (milho, girassol e amendoim), concluindo que o azeite tem uma concentração de 424 miligramas por quilo, o virgem refinado, 340 miligramas por quilo e os óleos de semente, apenas 24 miligramas por quilo.

Os autores confirmam o potencial antioxidante dos componentes fenólicos do azeite de oliva e seu efeito protetor da saúde, graças à grande capacidade de auto-estabilização do produto. Os pesquisadores acreditam que a alta concentração de ácido graxo monoinsaturado no azeite seja responsável pela menor susceptibilidade de oxidação do produto, pois essas substâncias são mais estáveis do que as gorduras poliinsaturadas e o ácido linoléico.

Outros estudos anteriores a esse já mostraram que o fenol mais responsável pela inibição da oxidação é o hidroxitirosol, e que o azeite de oliva tem um importante papel na inibição da oxidação nos intestinos. O doutor Owen estudou o efeito antioxidante dentro do intestino, comparando os efeitos do azeite de oliva extra virgem, do azeite virgem refinado e dos outros óleos vegetais, concluindo que os outros óleos apresentaram uma capacidade antioxidante bem inferior dentro dos intestinos, se comparados aos azeites.

Os autores do referido estudo afirmam que se as substâncias fenólicas fossem purificadas e isoladas do azeite de oliva, elas teriam um poder antioxidante muito maior do que os medicamentos antioxidantes já conhecidos, como os preparados de vitamina E, sendo, então, uma boa opção para a prevenção do envelhecimento.

Outra conclusão dos autores é que o consumo do azeite de oliva é o responsável pela baixa incidência de câncer e de doenças coronarianas nos países mediterrâneos. Segundo eles, o uso contínuo de azeite de oliva extra virgem pode fornecer uma carga suficiente de antioxidantes ao corpo, o que pode reduzir a oxidação pela inibição da peroxidação dos lipídeos, fator que está envolvido nas doenças coronarianas, no câncer e no envelhecimento.

Um fator que explica o grande efeito do azeite, mencionado pelos autores, é que todos os componentes do azeite de oliva são solúveis em gordura, o que facilita a sua absorção e transporte pelo corpo, pois as membranas celulares são compostas por lipídeos. Os demais componentes não absorvidos do azeite permanecem nos intestinos protegendo as células contra a oxidação, que é uma das causas do câncer nessa região do organismo.

O componente lignane tem sido muito estudado por causa de seu alto poder antioxidante, capaz de inibir o crescimento celular dos cânceres de pele, de mama, de pulmão e de intestino. Segundo os pesquisadores, o mecanismo dessa inibição pode se dever a uma atividade antiviral, associada a uma atividade antioxidante. O lignane tem uma estrutura muito similar ao do estradiol (um dos hormônios femininos mais ativos, envolvido no crescimento celular de certos cânceres), e seu papel anticarcinogênico parece estar associado a ações antiestrogênicas. Estudos mostram que o lignane também parece inibir a produção de estrogênio pela placenta e pelo tecido adiposo, diminuindo as taxas do hormônio no sangue.

Já o esqualeno, que representa 12% da secreção das glândulas sebáceas, parece ter um papel importante na proteção contra o câncer de pele, por estar associado ao bloqueio contra os raios ultravioleta.

Agente antiinflamatório potente do azeite de oliva

Uma importante pesquisa sobre os efeitos do azeite de oliva foi publicada na primeira edição de setembro de 2005 na revista *Nature* e no *Medical Journal* da Pensilvânia, Estados Unidos. Cientistas do *Monell Chemical Senses Center,* um instituto de pesquisas sem fins lucrativos na Filadélfia, Pensilvânia, e colaboradores das universidades da Pensilvânia, da Universidade de Ciências da Filadélfia e da empresa Firmenich descobriram no azeite de oliva extra virgem um agente natural antiinflamatório, que foi batizado como *oleocanthal*. Trata-se de um agente antiinflamatório não esteróide, com comportamento farmacológico semelhante ao ibuprofeno. O oleocanthal atua inibindo a atividade da enzima cicloxigenase (COX). Essa descoberta é importante, pois processos inflamatórios são responsáveis e estão presentes em muitas doenças crônicas que afetam milhões de pessoas no mundo inteiro.

Segundo Gary Beauchamp, biólogo do *Monell Chemical Senses Center*, alguns efeitos benéficos da dieta do Mediterrâneo para a saúde devem-se à atividade anti-COX do oleocanthal presente no azeite de oliva extra virgem. Segundo os cientistas, essa descoberta foi acidental e aconteceu a partir da observação de que o azeite de oliva extra virgem tinha um sabor que irritava a garganta de maneira única e não usual, da mesma maneira que o sabor do ibuprofeno. Então os estudiosos concluíram a possibilidade da existência de um agente ativo e avaliaram as propriedades sensoriais do componente que foi imaginado ser o responsável pela irritação. Quando foi provado que a intensidade da irritação estava diretamente relacionada à quantidade desse agente no azeite, os pesquisadores deram o nome de oleocanthal ao químico (oleo=oliva, azeitona; canth=doer, ferroar; al=aldeído).

Segundo os cientistas, para descartar a possibilidade de que outro agente fosse o responsável pela descoberta, foi criada uma forma sintética idêntica ao oleocanthal, e foi provado que ela produzia exatamente a mesma irritação na garganta. O co-autor, doutor Amos Smith, explicou que apenas com a forma sintética pôde-se ter a certeza de que o ingrediente ativo era o oleocanthal. A semelhança entre o oleocanthal e o ibuprofeno fez com que os cientistas conduzissem pesquisas para investigar as propriedades farmacológicas comuns. Os estudos revelaram que, como o ibuprofeno, o oleocanthal inibe a atividade das enzimas COX-1 e COX-2. Assim, os estudos sugerem que o oleocanthal é um agente antiinflamatório natural, com ação igual ao do ibuprofeno e de outros medicamentos antiinflamatórios não esteróides.

O doutor Paul Breslin, o diretor da pesquisa, junto com Beauchamp, afirma que a dieta do Mediterrâneo, que tem o azeite de oliva como participante central, está sendo associada a vários benefícios à saúde, incluindo diminuição do risco de acidente vascular cerebral, doenças cardíacas, câncer de pulmão e alguns tipos de demência. Parece que o oleocanthal traz benefícios quando as dietas usam o óleo de oliva como a principal fonte de gordura. De acordo com Beauchamp, as pesquisas futuras vão mostrar como o oleocanthal inibe as enzimas COX, e como isso está relacionado à irritação causada na garganta.

Câncer de mama e de próstata

Estudos desenvolvidos na Suécia, Espanha, Itália e Grécia comprovaram que a substituição do consumo de margarina por azeite de oliva produziu redução entre 25 e 45% da incidência de câncer de mama e de próstata, em uma pesquisa de vários anos. Os mesmos resultados foram verificados com o consumo concomitante de alho e tomate.

Longevidade e memória

Estudos desenvolvidos na Itália e na Grécia mostraram a maior proteção contra o declínio de funções cognitivas relativas à idade e à doença de Alzheimer quando há uma dieta baseada em azeite de oliva virgem, que se mostrou capaz de proporcionar envelhecimento saudável e maior longevidade. A razão, segundo os pesquisadores, deve-se à presença de vitamina E (por sua ação antioxidante contra os radicais livres) e do ácido oléico, que proteje as membranas que ligam os neurônios.

Osteoporose

Pesquisas e observações dos hábitos e comportamento humanos em diversos países da Europa mostraram que a vitamina D e o ácido oléico, presentes no azeite de oliva extra virgem, fortalecem a estrutura óssea e favorecem a absorção intestinal do cálcio e do fósforo, prevenindo a desmineralização dos ossos.

Doenças reumáticas

Um importante estudo realizado na Grécia mostrou que o consumo de azeite e legumes cozidos reduz em 25% o risco de ocorrência de doenças reumáticas, por causa do ácido oléico, que se mostrou capaz de prevenir inflamações.

Doenças cardiovasculares

Numerosos estudos em todo o mundo comprovaram que o consumo regular de azeite de oliva extra virgem protege o aparelho cardiovascular, com redução do LDL e do colesterol total, por causa da presença do ácido oléico e das vitaminas E, D e A, por sua ação antioxidante.

Hipertensão

Uma pesquisa na Espanha observou que mulheres hipertensas, entre 50 e 60 anos de idade, que praticaram uma dieta à base de azeite de oliva extra virgem tiveram redução significativa da pressão arterial.

Digestão

Estudos na Itália mostraram que o consumo regular de azeite de oliva extra virgem na dieta promove a contração da vesícula biliar, libera mais bile, ajuda na digestão e melhora o trânsito intestinal.

Diabetes

Estudos na Alemanha mostraram que o consumo constante de azeite de oliva, de boa qualidade, reduz muito a taxa de glicemia em jejum e permite maior controle da glicemia. Os pesquisadores recomendam aos diabéticos substituir a maior parte das gorduras, em vez de consumir uma dieta pobre em carboidratos.

Dados adicionais sobre os efeitos do uso do azeite na saúde

- Na ilha de Creta, em que 40% das calorias provêm do azeite, existe um número muito baixo de doenças cardiovasculares.
- De todas as gorduras, considera-se que o azeite tem a composição que mais se aproxima das gorduras do tecido humano.
- Numerosos médicos e nutricionistas recomendam o azeite para regular a insuficiência hepática e a prisão de ventre, para eliminar o colesterol ou melhorar a fluidez sanguínea (agregação das plaquetas).
- É recomendado na dieta das grávidas, pois favorece o desenvolvimento normal do cérebro e do sistema nervoso do bebê, antes e depois do nascimento.
- Favorece o crescimento normal do esqueleto durante a infância e na adolescência e permite uma melhor mineralização dos ossos.

- Nos adultos, ajuda na prevenção da osteoporose, pois o ácido oléico ajuda a fixar cálcio nos ossos.
- A ingestão regular do azeite evita o acúmulo de gorduras no organismo, diminui a tensão arterial, previne a arteriosclerose e o endurecimento das artérias, evitando as tromboses.
- O consumo regular de azeite impede a degradação dos neurônios e o seu bom funcionamento, pois os ácidos graxos monoinsaturados do azeite são os constituintes naturais do tecido das células nervosas.
- O consumo do azeite de oliva extra virgem é indicado em perturbações do estômago e intestino, favorece a secreção biliar e reduz a freqüência dos cálculos biliares.

Resumo das propriedades medicinais do azeite

- Ajuda a evitar a osteoporose
- Ajuda a prevenir doenças cardiovasculares
- Antioxidante
- Auxiliar na hipertensão e na sua prevenção
- Proteção contra o câncer (mama, próstata, trato digestivo)
- Aumenta a expectativa de vida
- Contribui para a prevenção ou redução dos sintomas da artrite e do reumatismo

- Ativador da função intestinal (levemente laxante)
- Fortalecimento do sistema imunológico
- Efeito antidepressivo
- Proteção contra a deterioração da função cognitiva e da memória
- Prevenção da aterosclerose
- Redução da incidência de trombose
- Melhora das condições alteradas no diabetes
- Útil nas doenças biliares
- Doenças da pele (efeito protetor e tonificante)
- Cataratas e outras doenças oculares
- Mineralização óssea
- Regulador intestinal e hepático

Outros benefícios do azeite de oliva

- Acelera as funções metabólicas
- Ajuda a prevenir a arteriosclerose e seus riscos
- É digerido com mais facilidade do que qualquer outra gordura comestível
- Estimula o crescimento e favorece a absorção de cálcio e a mineralização dos ossos
- Melhora o funcionamento do estômago e do pâncreas
- Produz efeito protetor e tônico da epiderme
- Tem os mesmos teores calóricos dos outros óleos

CAPÍTULO VI

O AZEITE DE OLIVA E A BELEZA

Os registros históricos descrevem que os povos antigos, como os gregos, romanos e egípcios, untavam seus corpos com azeite para evitar o ressecamento da pele. Essa prática era muito comum porque esses povos viviam numa região quente e seca, e o azeite favorecia a proteção da pele.

Há mais de 5 mil anos, as mulheres egípcias descobriram os efeitos benéficos do azeite de oliva para sua pele, e passaram a utilizá-lo como emoliente. A partir de então, criaram o primeiro sabonete, misturando azeite, essências e cinzas. Os gregos utilizavam-no para massagens, confiando em seu poder de aumentar a beleza e a virilidade. Foi comprovado que o azeite de oliva é uma forma natural de manutenção da beleza da pele, das unhas e dos cabelos.

Um aliado da beleza

Hoje em dia, com o avanço da tecnologia, podemos entender melhor por que o azeite era tão apreciado e utilizado, principalmente na cosmética. O azeite de oliva contém diversos agentes naturais protetores que melhoram a pele e ajudam a prevenir o envelhecimento, como as vitaminas A, D, K e E, que o tornam um poderoso antioxidante. O azeite é calmante e favorável a todos os tipos de pele, daí sua ampla utilização nos sabonetes, cosméticos, óleos e massagem. Na área medicinal, o azeite ajuda a aliviar queimaduras, picadas de insetos, mordidas de animais, pruridos, contusões, feridas abertas (ação cicatrizante) e é um excelente tônico capilar, sendo especialmente recomendado para cabelos secos e até nos casos de caspa.

Na pele, o azeite de oliva (principalmente o extra virgem) atua do mesmo modo que as substâncias secretadas pelas glândulas produtoras de gordura, formando uma fina camada, uma espécie de "filme", o que reduz a perda de líquidos corporais para o ambiente. Com isso, a pele se torna hidratada e sedosa, e isso ocorre de forma natural, sem excesso de oleosidade, que, geralmente, aparece quando são usados óleos inadequados. Somente se deve tomar cuidado com o uso do azeite em peles muito oleosas e com muitos cravos e espinhas, pois o azeite é mais indicado para peles normais, secas, ou levemente oleosas.

Por suas propriedades antioxidantes, hidratantes e emolientes, o azeite é extensamente utilizado na cosmética, com inúmeras aplicações na área da estética e da beleza. É utilizado sozinho ou em combinações, como hidratante e suavizante para peles secas, no combate às rugas, para purificação da pele, como calmante, e como eliminador de impurezas da pele, facilitando sua remoção. O azeite aplicado regularmente melhora a elasticidade da pele, dá brilho aos cabelos e é muito eficiente em massagens e em banhos relaxantes.

Atualmente, três empresas francesas famosas, líderes mundiais em produtos cosméticos, e duas brasileiras, começaram a utilizar o azeite em suas fórmulas. Além dos cremes para pele, o azeite tem sido usado em produtos para massagens corporais, em xampus e sabonetes por causa do deslizamento e das propriedades umectantes. No Brasil, já existe, há muitas décadas, um sabonete facilmente encontrado no comércio, que possui azeite de oliva na sua formulação, conhecido como *palmolive* (*palm,* de palmeira, e *olive,* de azeite de oliva).

Uso do azeite na pele

Um bom protetor solar

Dependendo de sua densidade, o azeite absorve mais ou menos radiação ultravioleta, funcionando como protetor solar de ação variável. Recomendase, na falta de um protetor solar, aplicar azeite de oliva extra virgem, de boa qualidade, em camada fina sobre a pele das áreas que ficarão expostas ao sol. Além de agir com protetor contra a radiação UV, o azeite hidrata e protege a pele do ressecamento, sendo também eficiente na redução do excesso de atividade metabólica celular, que gera o cansaço da célula e o envelhecimento mais acelerado.

Para a limpeza do rosto

Molhar bem uma toalha pequena com água quente, torcer e aplicar um pouco de azeite de oliva extra virgem. Esfregar toda a pele com a toalha em movimentos circulares e ligeiramente fortes. Útil para retirar as impurezas da pele, como cravos e espinhas, além de retirar os tecidos mortos.

Máscara ayurvédica para acne

Triturar 5 ameixas secas fervidas e misturar com 1 colher de chá de azeite de oliva extra virgem, até formar uma pasta. Aplicar formando uma camada fina. Deixar cerca de 20 minutos e depois enxaguar. Repetir duas vezes por semana.

Bálsamo para reduzir as rugas da região dos olhos e pálpebras cansadas

Misturar 2 colheres de sobremesa de azeite de oliva extra virgem, 1 colher de sobremesa rasa de abacate amassado, 1 colher de sobremesa de óleo de gérmen de trigo, e outra igual de óleo de calêndula. Acrescentar 2 colheres de chá de manteiga de cacau e 1 colher de sobremesa de mel puro. Aplicar sobre as pálpebras e região em volta dos olhos de duas a três vezes por semana, antes de dormir, deixando por cerca de 20 minutos, com chumaços de algodão ou gaze. Lavar depois, somente com água.

Demaquilante para peles secas

Misturar algumas gotas de azeite de oliva extra virgem com a mesma quantidade de óleo essencial de lavanda ou óleo de rosas, acrescentando 2 colheres de chá de mel puro. Aplicar para remover a maquiagem.

Desincrustante para melhorar a pele

Misturar 2 colheres de sopa de azeite de oliva extra virgem com 1 colher de sopa (rasa) de mel puro e 2 colheres de sopa de iogurte natural sem açúcar. Aplicar duas a três vezes por semana e depois remover com leite de rosas.

Máscara de pólen e azeite para a saúde da pele

Misturar 1 colher de pólen em pó (se necessário, triturar em liquidificador a partir do pólen granulado comum) 1 colher de sopa de azeite de oliva extra virgem com 1 gema de ovo. Aplicar a máscara no rosto e pescoço com uma ligeira massagem e manter durante meia hora. Lavar somente com água. Ideal para peles secas. No caso de pele oleosa, substituir o ovo por suco de meio limão. O pólen é rico em nutrientes como carboidratos, lipídios, sais minerais, oligoelementos, vitaminas, enzimas e outras substâncias, que agem como vitalizantes da pele. O pólen também é lipoequilibrante e, segundo alguns autores, composto em cremes e máscaras é útil contra a acne e, se ingerido oralmente, age contra a queda do cabelo. Junto à com a ação emoliente e hidratante do azeite de oliva, tem-se um excelente produto natural e caseiro para a saúde da pele.

Loção de geléia real com azeite de oliva

Misturar 1 colher de café de geléia real bruta (congelada) liquefeita com 1 colher de sobremesa de azeite de oliva extra virgem. Aplicar no rosto, pescoço e busto, para os casos de pele ressecada e envelhecida. Deixar a pele absorver. Tem efeito formidável, deixando a pele elástica e luminosa. Seu efeito tonificante e iluminador da pele é notado desde as primeiras aplicações. A geléia real age como tônico energético, produzindo também um efeito hidratante interno na pele. Com o azeite de oliva, que também age como hidratante e vitalizante, tem-se um notável recurso contra os sinais de envelhecimento, uma vez que ambos favorecem a restituição celular e combatem a degeneração dos tecidos cutâneos. Esse preparado facilita o restabelecimento da camada ácida, protetora natural da epiderme. Tanto a geléia real quanto o azeite de oliva são ideais para as peles sem elasticidade e com ausência da camada ácida, situação que retira o brilho natural da epiderme. O procedimento deve ser repetido semanalmente.

Loção para limpeza de pele com própolis e azeite de oliva

Diluir extrato alcoólico de própolis a 30% em um pouco de azeite de oliva extra virgem. Aplicar com algodão ou gaze fina. Ideal para aplicar depois da depilação ou de fazer a barba. Tem ação anti-séptica.

Máscara especial para peles oleosas

Misturar 1 xícara de chá de argila medicinal em pó com água até formar uma pasta grossa. A acrescentar 20 gotas de extrato de própolis alcoólico a 30% e 2 colheres de sopa de azeite de oliva extra virgem. Misturar bem e aplicar como máscara antes de dormir, por 20 minutos, para reduzir a gordura da pele. Para as peles mistas, essa máscara tem uma ação adstringente, purificante e refrescante, graças ao efeito hidratante do azeite, da ação desinfetante da própolis e a ação desincrustante da argila. Essa máscara especial limpa, tonifica, ajuda a eliminar as impurezas e a fechar os poros dilatados.

Máscara especial para peles secas

Misturar 1 xícara de chá argila medicinal em pó, 1 colher de sopa de azeite de oliva extra virgem, 1 xícara de café de água mineral e 1 colher de sopa de suco de tomate até fazer uma pasta compacta. Lavar o rosto, limpar com loção apropriada, deixar secar e passar a pasta em camada fina. Deixar secar durante 30 minutos. Remover e lavar o rosto com água morna. Essa aplicação semanal torna a pele seca sedosa e saudável, além de hidratar e combater as rugas e manchas.

Máscara para peles desidratadas

A massar 1 pepino maduro médio com 1 colher de sopa de iogurte, 1 colher de azeite de oliva extra virgem, 1 colher de sobremesa de mel puro e 1 ovo. Acrescentar 1 colher de chá de levedura de cerveja em pó. Misturar bem e aplicar. Útil para peles envelhecidas, secas demais ou expostas excessivamente ao sol. Repetir semanalmente ou quando necessário.

Protetor dos lábios com cera de abelhas e azeite de oliva

Derreter em banho-maria 1 colher de sopa de cera de abelhas ralada com 3 colheres de sopa de azeite de oliva extra virgem, 1 colher de chá de mel e algumas gotas de água de lavanda. Mexer sempre, amornar, e colocar a mistura em recipientes bem fechados. Deixar secar e colocar na geladeira. A cera de abelhas e o azeite têm efeito protetor da sensível pele dos lábios.

Pasta esfoliante iluminadora da pele

Misturar 1 colher de sopa de farinha de aveia bem fina com azeite de oliva extra virgem (em quantidade suficiente para formar uma pasta) e 2 colheres de sopa de água de rosas, acrescentando também 1 colher de sobremesa de mel puro. Usar como esfoliante e para embelezar a pele. Repetir semanalmente.

Pasta para clarear cotovelos e joelhos

Fazer uma pasta grossa misturando azeite de oliva extra virgem e bicarbonato de sódio. Aplicar nos joelhos e cotovelos, deixando por cerca de 5 minutos. Enxaguar e aplicar um hidratante. Repetir semanalmente ou a cada três dias. Nas áreas de atrito dos joelhos e cotovelos, é maior o depósito de pigmentos por causa do pH mais elevado. O bicarbonato de sódio ajuda a clarear porque neutraliza a acidez da região.

Para reduzir as estrias

Passar um algodão embebido em azeite sobre as estrias, três vezes ao dia, deixando em contato até que a pele absorva o azeite. Depois limpar com leite demaquilante e água de rosas. Com a prática constante desta aplicação, a pele tende a restaurar a sua normalidade.

Creme nutritivo básico

Bater uma clara de ovo e com duas colheres de sopa de mel e uma colher de chá de azeite de oliva extra virgem. Aplicar sobre a pele ressecada e des-vitalizada, uma a duas vezes por semana.

Loção para vitalizar a pele

Misturar ½ xícara de chá de azeite de oliva extra virgem, ¼ de xícara de chá de vinagre de maçã ou de arroz, de boa qualidade, e ¼ xícara de chá de água filtrada. Borrifar água sobre a pele, deixar secar naturalmente e aplicar essa loção, deixar secar natural-mente também. Não é necessário lavar. Repetir duas vezes por semana. Essa receita torna a pele mais brilhante, elimina células mortas e tem ação anti-séptica sobre bactérias.

Banho hidratante com azeite, leite e mel

Numa banheira vazia, colocar 1 litro de leite, 1 xícara de chá de mel puro e outra de sal marinho ou sal grosso. Encher a banheira com água morna e acrescentar 1 xícara de azeite de oliva extra virgem e outra de essência de rosas. Misturar bem e manter imersa por cerca de 20 minutos, mexendo a água de modo a permitir que os ingredientes façam contato com a pele, principalmente o azeite de oliva.

Preparado para limpeza corporal

Misturar ¼ de litro de suco de maçã com 1 colher de sopa de suco de limão, 1 colher de sopa de mel puro e 2 colheres de sopa de azeite de oliva extra virgem. Juntar argila medicinal até formar uma pasta homogênea. Aplicar com um pano fino de algodão por todo o corpo, deixando por 10 minutos e lavando, em seguida, apenas com água ou sabonete neutro.

Uso do azeite para os cabelos

Para vitalizar e suavizar cabelos cacheados ou crespos

Bater no liquidificador 1 colher de sopa de azeite de oliva extra virgem com 2 bananas nanicas maduras. Aplicar nos cabelos, deixando permanecer por 10 minutos e lavar. Repetir semanalmente.

Tônico capilar eficaz

Misturar ½ xícara de azeite de oliva extra virgem com 2 gemas de ovo, de preferência caipira. Aplicar nos cabelos secos (sem lavar previamente) e deixar por 30 minutos. Lavar normalmente. Repetir semanalmente. Funciona muito bem como um tônico para o cabelo quebradiço, desvitalizado, exposto demais ao sol ou tratado excessivamente com produtos químicos. Os resultados são excelentes.

Condicionador a base de azeite de oliva, mel e ovo

Misturar bem 1 ovo, 1 colher de sopa de mel e colocar num recipiente com uma infusão morna de 4 colheres de sopa de chá de camomila, alecrim, tomilho, sálvia ou a erva ideal para o caso: a camomila é indicada para cabelos claros e ressecados; a sálvia, para cabelos escuros e sem brilho; o alecrim, para dar volume; o tomilho, para cabelos fracos, etc. Adicionar 2 colheres de sopa de azeite extra virgem, somente depois da infusão. Misturar bem. Aplicar no cabelo, massageando o couro cabeludo. Deixar por 7 minutos. Enxaguar com 1 colher de sopa de vinagre de maçã diluída em bastante água morna.

Loção nutritiva para os cabelos

Misturar 2 colheres de sopa de mel puro com 2 de vinagre de maçã e 2 de azeite de oliva extra virgem. Aplicar no cabelo, cobrir com um gorro de banho e com uma toalha quente. Repetir semanalmente.

Uso do azeite para as mãos

Creme para as mãos

Misturar 2 colheres de sopa de azeite de oliva com 1 colher de sopa de açúcar branco comum. Esfregar nas mãos, deixando por cerca de 30 minutos e lavar com água morna.

Creme suavizante e nutritivo para as mãos

Fazer uma pasta com 1 inhame médio cozido, 2 colheres de sopa de leite integral, 2 colheres de sopa de mel puro e 1 colher de sopa de azeite de oliva extra virgem. Misturar bem e aplicar por 30 minutos. Guardar na geladeira o excedente para aplicações posteriores. Repetir duas vezes por semana.

Óleo fortificante para as unhas

Misturar 1 colher de chá de azeite de oliva extra virgem, 1 de mel, 2 de óleo de rícino e 2 de sal, com 1 gema de ovo. Aplicar nas unhas todas as noites até que melhorem.

CAPÍTULO VII

COMO ADQUIRIR UM BOM AZEITE

Infelizmente, há muita propaganda enganosa sobre azeites no mercado. Para garantir uma boa escolha, deve-se verificar primeiro o nome do azeite, preferindo uma marca idônea e exclusiva, de produtores consagrados. Evite adquirir azeites ditos "extra virgem" resultantes de envasamento de redes de supermercados, por exemplo, pois geralmente há mistura com óleos comuns ou azeites de qualidade inferior. Também observe a data de validade na embalagem.

O azeite de oliva pode durar até dois anos se bem acondicionado em garrafas escuras. Dependendo da temperatura local, o azeite tende a oxidar depois de dois anos, principalmente se embalado em garrafas de vidro, pois o azeite é fotossensível. É preciso cuidado também com as embalagens, pois há frascos muito bonitos e decorados que contêm produtos de qualidade ruim. Melhor também preferir azeites em garrafas a azeites em latas, pois assim é mais fácil verificar a densidade e textura do produto.

O cuidado com a aquisição do azeite português

O melhor azeite português é, certamente, o extra virgem, mas existem azeites do tipo virgem e do tipo puro, só que produzidos em menor quantidade pelo país. O curioso é que somente 1% do azeite extra virgem português é exportado; no entanto, encontramos uma grande oferta de azeite português no Brasil, numa proporção bem superior à quantidade que nosso país importa. Isso mostra que existe muita mistura de azeites de boa qualidade com aqueles de qualidade inferior, e até óleos comuns, acrescidos de pigmentos verdes, oferecidos ao público como azeita "extra virgem". O mais seguro é adquirir azeites portugueses com a denominação D.O.C. (degustação de origem certificada), pois há muita falsificação.

Os melhores azeites

Os quatro países que produzem os melhores azeites do mundo são Espanha, Portugal, Itália e Grécia (não necessariamente nessa ordem). Há diversas marcas famosas e bem conhecidas. Na dúvida, é bom pedir orientação para especialistas.

Derrubando alguns mitos

O azeite, ao contrário do vinho, não melhora com o tempo – O azeite deve ser consumido dentro do prazo de 18 meses a partir da extração. Por isso, é importante conhecer a data de fabricação do azeite.

Azeites de oliva são sempre de primeira prensagem – É muito comum a citação nos rótulos de azeites de oliva de "azeite de primeira prensagem", o que faz imaginar que existem azeites de uma segunda ou terceira prensagem, que seriam, por isso, de qualidade inferior. Na verdade, atualmente, todos os azeites de oliva do tipo virgem, bons ou ruins, resultam de uma primeira prensagem, não sendo esse, portanto, um fator que defina a qualidade do azeite.

Azeites de oliva com baixa acidez não são necessariamente os mais saborosos – A acidez refere-se apenas à quantidade de ácidos graxos livres no azeite, o que não tem qualquer relação com seu sabor, que depende exclusivamente das azeitonas utilizadas, da região produtora e das técnicas utilizadas na sua produção. Certamente, a acidez é um fator de classificação importante do azeite de oliva virgem, mas não é um parâmetro para indicar a qualidade sensorial do produto. O sabor e o aroma do azeite resultam de um complexo equilíbrio, que envolve a presença de componentes como ácidos, cetonas, éteres, álcoois, e cerca de 70 compostos diferentes, presentes em gradações diversas, dependendo da variedade e da maturação das azeitonas. O sabor depende, também, do método de processamento, do microclima e do solo em que a oliveira está plantada. A acidez está relacionada ao pH do produto e, curiosamente, não é perceptível ao paladar, mas, na verdade, tende a ser menor quando a coleta e o processamento das azeitonas são bem feitos. Por esse motivo se diz que os bons azeites apresentam acidez baixa. Interessante, no entanto, é que é possível encontrar um azeite com grau de acidez um pouco mais alto, mas de sabor agradável, marcante e apurado, ao passo que, existem azeites de baixa acidez, mas de aroma chamado "apagado" ou com pouca "personalidade".

Azeites de oliva de cor verde não são necessariamente os melhores – Diferentemente ao que se propaga, a cor é outro atributo que também não influi na qualidade sensorial do azeite. A cor verde – a mais preferida e considerada superior – é resultado da quantidade de clorofila, o pigmento de cor verde próprio dos vegetais e presente no produto. Além dos tons esverdeados, a clorofila transmite ao azeite de oliva notas sensoriais mais amargas. Os demais

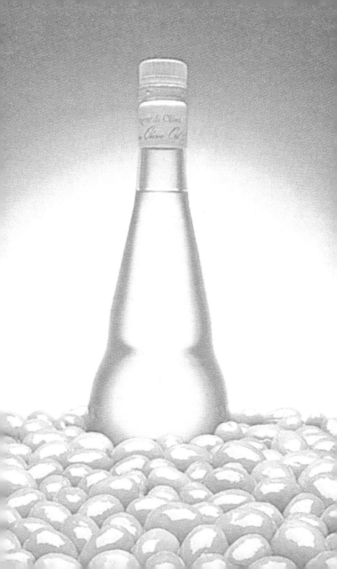

O melhor aproveitamento das propriedades do azeite acontece quando ele é consumido em temperatura ambiente. Por isso, evite aquecê-lo.

aspectos não podem ser avaliados pela cor do azeite. Os mais verdes não são exatamente os melhores, mas resultam da prensagem das azeitonas do início da colheita.

O falso apelo: "azeite de oliva sem colesterol"– É comum encontrarmos nos rótulos de azeite a menção: "sem colesterol". Essa informação dá a entender que existem azeites com colesterol, o que é inteiramente falso, pois nenhum alimento de origem vegetal contém colesterol. Isso não significa, porém, que uma marca de azeite que apresente essa menção seja ruim ou duvidosa. O que nos convence, contudo, é que um produtor idôneo, que queira zelar pela tradição do seu produto, não necessitará, certamente, lançar mão de um artifício como esse.

Dicas para escolher um bom azeite

Os jovens são geralmente os melhores – Conforme mencionado anteriormente, sabemos que azeites são melhores quando jovens; portanto, é necessário procurar conhecer a data de fabricação. Apesar de não ser exatamente correto afirmar que qualquer azeite de oliva jovem é necessariamente melhor que outro mais antigo, pode-se afirmar, sem medo de errar, que o azeite será sempre melhor no começo de sua vida do que no fim.

Degustação é a única forma de avaliação correta – Qualquer bom *gourmet* ou *chef* sabe que os bons azeites de oliva têm "uma história sensorial para contar". Os melhores azeites de oliva são complexos, apresentam corpo e alma, oferecem nuances sensoriais diversas e possuem retrogosto marcante, conjunto que define a "personalidade" do produto. Por essa razão, a degustação é a maneira mais adequada de conhecer o azeite e de escolher bem uma marca. Desenvolvendo-se o hábito de provar o azeite, o paladar se apura e passa a ser o elemento principal na escolha do produto. Para se conhecer a qualidade de um azeite, não é recomendado que ele seja colocado nos alimentos ou embebido em pão. O ideal é senti-lo isoladamente. Para isso fazer o seguinte:

- Num copo pequeno (como o de licor, por exemplo), colocar cerca de 20 mililitros do azeite de oliva a ser experimentado. Sugere-se que o copo seja ligeiramente opaco ou bem escuro, para que a cor não influa no julgamento do provador. Tampar com uma das mãos a superfície superior do copo e colocar a outra por baixo, visando amornar o recipiente, permanecendo assim por cerca de 1 minuto. Desse modo, os aromas do azeite de oliva se concentrarão, o que contribuirá para sua identificação. Em seguida, aspirar os aromas que emanam do azeite, procurando identificá-los. O que se pode perceber são notas que lembram frutas, ervas, couro, etc.

- Depois, sorver vigorosamente um pouco do azeite, produzindo o ruído típico (geralmente desagradável, mas útil para a percepção). É comum sentir, em graus variáveis, uma sensação doce na ponta da língua, outra amarga na parte superior e picante na base, próximo à garganta. Cada azeite, desse modo, transmite uma realidade sensorial, de intensidade específica, que mostra a qualidade e a estrutura do produto. Somente o hábito e a experiência podem apurar a nossa capacidade sensorial e, assim, aprendermos a conhecer os bons azeites.

Importante: evitar aquecer o azeite – O melhor aproveitamento dos teores graxos monoinsaturados presentes nos azeites virgens acontece com seu consumo em temperaturas médias, sem grande aquecimento. O azeite de oliva é o mais adequado para ser consumido natural e somente algumas vezes como em fritura. Em virtude de sua composição, assim como a maioria dos óleos vegetais, o azeite de oliva mantém suas propriedades em temperaturas normais, com tendência a reduzi-las quando em temperaturas mais elevadas. O azeite extra virgem, principalmente, é o que mais perde suas características nutricionais, e tende a oxidar se aquecido acima de 40 °C. Não se deve, portanto, fritar alimentos no azeite. No caso de preparo de pratos em que o azeite deve ser aquecido, como em refogados rápidos, por exemplo, evitar que ele ferva por muito tempo; deve-se usá-lo em pequena quantidade.

Para armazenar o azeite – O ideal é guardá-lo em recipientes opacos, de preferência vidro escuro, folha de flandres ou aço inox. Deve-se, ainda, guardar em local fresco, ao abrigo da luz e de produtos com cheiros fortes.

CAPÍTULO VIII

RECEITAS DE AZEITES AROMÁTICOS

É uma tradição antiga misturar temperos ao azeite e deixar curtir, de modo a preparar azeites especiais com aromas diferentes. A seguir, algumas receitas, das mais simples às mais complexas, que fazem parte desse hábito milenar. Antigamente, na Grécia, era rara a utilização do azeite sozinho, sendo mais comuns as combinações com ervas e outros recursos, para a alimentação, e com perfumes e aromas, para o uso cosmético. O azeite recebia cores de pigmentos naturais e exóticas. Algumas das composições mais indicadas para alimentação são descritas a seguir.

Como preparar o recipiente

Escolher uma garrafa de vidro com capacidade para acondicionar o azeite temperado. Antes de juntar os ingredientes, certificar-se de que o recipiente esteja bem limpo, seco e higienizado. Colocar 3 litros de água para ferver numa panela grande e colocar o recipiente que receberá a composição para ferver por mais 3 minutos dentro da panela. Ferver também as tampas dos recipientes. Com uma pinça, virar o vidro de modo que fique com a abertura para baixo e deixar por mais 2 minutos. Retirar os vidros com a pinça e colocar sobre um pano bem limpo, deixando escorrer por 10 minutos com a superfície virada para baixo. Só usar o vidro quando estiver bem seco.

Como guardar o azeite temperado

O azeite de oliva temperado é menos estável que o azeite natural. O ideal é guardar na geladeira por até um mês, mantendo os recipientes sempre fechados. Os azeites aromáticos das receitas a seguir podem ser utilizados como azeite comum, em preparações ou como tempero normal.

Receitas

Azeite apimentado

Ingredientes
   4 pimentas dedo-de-moça
   500 ml de azeite de oliva extra virgem

Preparo
   Lavar as pimentas, tirar do pedúnculos, partir ao meio e retirar as sementes e depois picar em

semi-rodelas. Colocar num vidro com o de azeite de oliva extra virgem, tampar bem e deixar curtir por 30 dias.

Azeite aromático azeitonado

(Receita especial que confere ao azeite um sabor bem concentrado)
Ingredientes

- 1 litro de azeite extra virgem de qualidade
- 30 azeitonas gregas ou chilenas roxas (ou escuras) médias, já curtidas em óleo
- 1 colher de chá de pimenta-do-reino

Preparo

Tirar os caroços das azeitonas. Num liquidificador, colocar todos os ingredientes e as polpas das azeitonas e bater por 1 minuto. Colocar num recipiente, tampar e deixar curtir por uma semana. Depois, passar em uma peneira fina e deixar curtir por mais 30 dias, em repouso, e em local fresco, para intensificar o sabor e aroma.

Azeite aromático com 3 tipos de pimentas

Ingredientes

- 1 litro de azeite
- 2 dentes de alho com casca
- 2 ramos grandes de alecrim
- 1 colher de chá de pimenta do reino branca em grão
- 1 colher de chá de pimenta do reino preta em grão
- 1 colher de chá de pimenta rosa em grão

Preparo

Esvazie um sexto da garrafa e reserve o azeite. Lavar e secar o alecrim. Reservar. Coloquar o alho, o alecrim e as pimentas na garrafa e completar com o azeite que foi retirado. Tampar e deixar macerar por 2 meses. Se quiser escolha uma erva de sua preferência: tomilho, sálvia, manjericão, hortelã, salsinha.

Azeite aromático com alecrim

Ingredientes

1 litro de azeite em garrafa transparente
2 ramos grandes de alecrim
2 dentes de alho com casca

Preparo

Retirar um pouco do azeite em uma garrafa e reservar em outro recipiente. Lavar e secar o alecrim. Colocar o alho na garrafa e inserir os ramos de alecrim com talo (sem retirar as folhinhas). Colocar o alecrim decorando. Completar com o azeite que foi retirado. Tampar e deixar macerar por três meses.

Azeite aromático com alho

Ingredientes

500 ml de azeite extra-virgem
½ xícara de chá de alho picado

Preparo

Colocar o alho no recipiente e acrescentar o azeite. Tampar o recipiente e deixar curtir por 30 dias, no mínimo, em repouso em local fresco para intensificar o sabor e aroma.

Azeite aromático com louro

(Receita tradicional milenar de algumas regiões da Grécia. Esse azeite aromático era preferido por muitos personagens famosos da cultura grega, como Alexandre o Grande, Aristóteles, Sócrates e o pai da Medicina, Hipócrates, que o utilizava também como remédio para diversos males e para manutenção da pele sadia)

Ingredientes

1 litro de azeite de oliva extra virgem
2 xícaras de chá de folhas secas de louro
2 dentes de alho com casca

Preparo

Quebrar um pouco as folhas de louro, de preferência pela metade, deixando $\frac{1}{4}$ delas inteiras. Numa garrafa seca, inserir o louro de modo que fique no fundo. Adicionar o azeite, tampar bem e deixar macerar por três meses. Tem efeito digestivo.

Azeite aromático com pimenta dedo-de-moça, alho e louro

Ingredientes

6 dentes de alho
1 colher (sopa) de orégano

4 pimentas dedo de moça
50 folhas de louro
I galho de alecrim
I litro de azeite (dependendo do tamanho do vidro)

Preparo

Num vidro próprio, coloque os dentes de alho, o orégano, a pimenta dedo de moça lavada e seca, as folhas de louro, o galho de alecrim e complete o vidro com o azeite. Tampe bem e guarde em local escuro e fresco.

Azeite aromático de pimenta-rosa

Ingredientes

500 ml de azeite extra virgem
I xícara de chá de pimenta rosa em grãos

Preparo

Colocar as pimentas no recipiente. Aquecer o azeite sem deixar ferver e despejar no vidro. Tampar o recipiente e deixar curtir por 30 dias, no mínimo, em repouso, e em local fresco, para intensificar o sabor e aroma.

Azeite aromático persa

Ingredientes

I litro de óleo vegetal prensado a frio, como o
    de girassol
I maço de tomilho fresco

1 maço de zimbro fresco
1 maço de manjericão fresco
1 ramo de alecrim fresco
3 dentes de alho sem casca

Preparo

Ferver o óleo e desligar o fogo. Ainda um pouco quente, colocar todos os ingredientes e misturar. Conservar em um recipiente que seja próprio para servir.

Azeite caseiro

Ingredientes

1 litro de óleo de girassol
15 azeitonas pretas médias, sem tempero

Preparo

Colocar as azeitonas numa garrafa própria, tampar e deixar curtir por 30 dias antes de usar.

Azeite com agrião

Ingredientes

½ xícara de chá de azeite de oliva extra virgem
1 maço médio de agrião
2 colheres de sobremesa de sal

Preparo

Lavar o agrião, secar com toalha de papel, separar as folhas e colocar no liquidificador. Acrescentar o azeite de oliva, o sal e 1 xícara de chá de água. Bater por 3 minutos e despejar em uma panela. Levar ao fogo baixo e cozinhar por 3 minutos, mexendo até que o liquido fique bem verde. Retirar do fogo, passar por uma peneira fina. Guardar na geladeira em um recipiente.

Azeite com hortelã

(Receita clássica da culinária árabe)

Ingredientes

250 ml de azeite de oliva extra virgem

½ maço de hortelã fresca

Preparo

Lavar bem a hortelã e deixar na sombra até que a folhas estejam bem secas. Retirar as folhas, desprezando os talos. Num frasco seco próprio, colocar o azeite e as folhas de hortelã. Deixar por uma semana, no mínimo, e usar como tempero. Não é necessário guardar em geladeira. É excelente em saladas e confere poder digestivo aos pratos e preparados.

Alternativa de preparo

Com os mesmos ingredientes e na mesma quantidade, colocar tudo num liquidificador e bater bem. Deixar descansar por um dia. Coar e guardar. Só utilizar após alguns dias. Esse modo de preparo forma um tempero mais forte que o da receita clássica, porém tem menor validade, e deve ser consumido logo.

Azeite com limão

Ingredientes

I limão maduro e suculento
½ xícara de chá de azeite de oliva extra virgem

Preparo

Lavar o limão, secar com toalha de papel, raspar a casca e colocar em um recipiente hermético seco com o azeite de oliva. Fechar bem e deixar macerar por três dias.

Azeite com manjericão

Ingredientes

3 xícaras de chá de azeite de oliva extra virgem
I maço grande de manjericão fresco

Preparo

Lavar o manjericão e secar com toalha de papel, separando as folhas. Espalhar sobre uma toalha de papel e deixar secar bem. Transferir as folhas de manjericão para o copo do processador e juntar ½ xícara de chá de azeite de oliva. Bater por 3 minutos e transferir para uma tigela. Acrescentar o azeite de oliva restante aos poucos, sem parar de mexer. Cobrir a tigela com um filme plástico e deixar repousar em temperatura ambiente por 24 horas. Depois coar a mistura em uma peneira fina e guardar em um recipiente na geladeira. Despejar a mistura em uma garrafa seca. Bom para acompanhar saladas, massas e sopas.

Azeite com pimentão

Ingredientes

I pimentão grande,vermelho, amarelo ou verde
2 e ½ xícaras de chá de azeite de oliva

Preparo

Lavar o pimentão, tirar os pedúnculos, partir ao meio e retirar as sementes. Reservar. Colocar o azeite de oliva em uma panela e levar ao fogo por I minuto. Baixar o fogo para a temperatura mínima. Juntar o pimentão e deixar cozinhando por 6 horas, sem deixar ferver. Se necessário, retirar do fogo e voltar a amornar. Retirar do fogo. Deixar amornar um pouco, novamente, e transferir para o liquidificador. Bater por três minutos, passar por uma peneira de malha fina, colocar em recipiente e guardar na geladeira. Útil para acompanhar massas, saladas de grãos e batata assada.

Azeite com pimentas e ervas

Ingredientes

500 ml de azeite extra virgem
Alecrim desidratado
Galhinhos de tomilho
Galhinhos de manjericão
Galhinhos de salsa crespa
Pimenta-de-cheiro
Pimenta-do-reino
Pimenta branca em grãos

Preparo

Colocar as pimentas no recipiente. Fazer um arranjo com os galhos de cada erva, arrematando com a salsa e colocar no vidro. Aquecer o azeite sem deixar ferver e despejar no vidro. Tampar o recipiente e deixar curtir por 30 dias, no mínimo, em repouso em local fresco para intensificar o sabor e aroma. Usar como o azeite comum.

Azeite de oliva com sálvia

Ingredientes

1 maço grande de sálvia fresca
3 xícaras de chá de azeite de oliva extra virgem

Preparo

Lavar a sálvia, secar com toalha de papel e separar somente as folhas. Espalhar sobre toalha de papel e deixar secar por uma hora ou até ficar bem seca; se necessário, trocar de papel. Transferir as folhas de sálvia para o copo do processador e juntar ½ xícara de chá de azeite de oliva. Bater por 3 minutos e transferir para uma tigela. Acrescentar o azeite de oliva restante aos poucos, sem parar de mexer. Cobrir a tigela com um filme plástico e deixar repousar em temperatura ambiente por 24 horas. Depois coar a mistura em uma peneira fina e guardar em um recipiente na geladeira. Despejar a mistura em uma garrafa seca. Bom para acompanhar saladas, massas e sopas.

Azeite para pizza

Ingredientes

- ½ xícara de chá de azeite de oliva extra virgem
- ½ xícara de orégano seco
- 1 ou 2 tomates maduros picados, sem pele e sem sementes
- 1 maço pequeno de manjericão fresco
- 1 colher de sobremesa de sal

Preparo

Esquentar o azeite até o estado próximo da fervura. Ainda um pouco quente, colocar todos os ingredientes, misturar e deixar esfriar. Conservar em um recipiente que esteja pronto para servir. Excelente para dar sabor mais apurado às pizzas de muzzarela e marguerita.

Azeite provençal

(Azeite aromatizado tradicional da região da Provence, na França. Combina bem com queijos, pães e legumes. As ervas podem variar de acordo com a preferência de quem prepara)

Ingredientes

- ½ xícara de chá de alecrim seco
- ½ xícara de chá de tomilho seco
- ½ xícara de chá de manjerona seca
- ½ xícara de chá de casca de laranja

Preparo

Colocar os ingredientes em um vidro esterilizado. Aquecer um pouco de azeite de oliva em fogo baixo, o suficiente para encher o vidro, evitando a fervura. Colocar o azeite quente no vidro e tampar com uma rolha. Deixar macerando durante 2 a 3 meses.

Delicioso azeite com rúcula e tomate seco

Ingredientes

½ xícara de chá de azeite de oliva extra virgem
1 maço médio de rúcula
½ xícara de chá de tomates secos picados não muito finos
2 colheres de sobremesa de sal

Preparo

Lavar a rúcula, secar com toalha de papel, separar as folhas e colocar no liquidificador. Acrescentar o azeite de oliva, o sal, 1 xícara (chá) de água e o tomate seco. Bater por 3 minutos e despejar em uma panela. Levar ao fogo baixo e cozinhar por 3 minutos, mexendo até que o líquido fique bem verde. Retirar do fogo, passar por uma peneira bem fina. Guardar na geladeira em um recipiente limpo e seco.

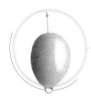

CAPÍTULO IX

RECEITAS DELICIOSAS E SAUDÁVEIS COM AZEITE

A gastronomia espanhola é famosa pelo uso do azeite de oliva, uma das razões pelas quais sua cozinha é tão saborosa e saudável. O azeite de oliva é também um dos ingredientes básicos de muitas entradas. Além disso, muitas verduras e peixes são preparados com azeite de oliva e alho.

Abobrinhas ao azeite

Ingredientes
Abobrinhas médias fatiadas no comprimento
Azeite para untar a panela (qualquer quantidade)
Tomates secos (um para cada fatia de abobrinha)
Alho laminado
Pimenta rosa
Orégano seco
250 ml de azeite aproximadamente
Sal ou tempero pronto para salpicar as abobrinhas

Preparo

Numa chapa ou frigideira untada com azeite, grelhar as fatias de abobrinha e reservar. Para o recheio, colocar um tomate seco na ponta de cada fatia de abobrinha, enrolar e prender com um palito. Espalhar os enroladinhos em um refratário e colocar o alho, a pimenta rosa e orégano, cobrindo com o azeite.

Aspargos com azeite e vinagre

Ingredientes

Aspargos frescos não muito grossos (qualquer quantidade)
Azeite de oliva extra virgem a gosto
Vinagre branco a gosto
Pimenta do reino em pó a gosto
Sal a gosto

Preparo

Amarrar os aspargos em grupos iguais, com barbante fino e limpo. Cozinhar em água e sal por 15 a 20 minutos, no máximo, de modo que não amoleçam demais. Tirar do fogo e retirar os barbantes. Colocar em prato ou recipiente em que os aspargos possam ser colocados inteiros. Salpicar com pimenta, azeite, vinagre e, por último, o sal.

Berinjela no azeite

Ingredientes

Fatias finas de berinjela cortadas no sentido do
comprimento

Azeite para untar a panela

Tomates secos

Alho laminado

Pimenta rosa

Orégano seco

250 ml de azeite aproximadamente

Sal ou tempero pronto para salpicar as fatias
berinjela

Preparo

Numa chapa ou frigideira untada com azeite, grelhar as fatias de berinjela e reservar. Para o recheio,
colocar numa ponta da berinjela um tomate seco,
enrolar e prender com um palito. Espalhar os enroladinhos em um refratário e colocar o alho, a pimenta
rosa e o orégano, cobrindo com o azeite.

Biscoito amanteigado com azeite de oliva espanhol

Ingredientes

2 xícaras de chá de farinha de trigo

½ xícara de chá de azeite de oliva espanhol

1 colher de chá de essência de baunilha

1 colher de sopa de raspas de casca de limão

5 colheres de sopa de açúcar de confeiteiro

1 ovo médio

Preparo

Pré-aquecer o forno em temperatura média (180 °C).

Peneirar a farinha de trigo em uma tigela e reservar. Colocar na tigela da batedeira o azeite de oliva (reservar 1 colher de sopa) e a essência de baunilha. Bater por 1 minuto. Sem parar de bater, acrescentar gradualmente as raspas de limão, o açúcar e o ovo. Bater por mais 2 minutos ou até obter uma mistura homogênea. Incorporar a farinha de trigo, misturar bem e reservar.

Untar 2 assadeiras (33 cm x 23 cm) com o azeite de oliva reservado e polvilhar farinha de trigo. Enfarinhar uma superfície lisa e abrir a massa (0,5 cm de espessura) com um rolo de massa. Cortar 28 biscoitos com um cortador de sua preferência e arrumar nas assadeiras. Levar ao forno por 10 minutos ou até os biscoitos ficarem dourados. Retirar do forno e desenformar depois de frio. Se preferir, banhar apenas um dos extremos do biscoito (já frios) em chocolate derretido.

Biscoito de azeite de oliva e avelãs

Ingredientes

65 ml de azeite de oliva

50 g de açúcar

Suco de laranja (quantidade desejada)

100 g de farinha

40 g de avelãs picadas
½ colher de canela

Preparo

Misturar o azeite de oliva, o açúcar, um pouco de suco de laranja e um pouco de *brandy*. Acrescentar a farinha, as avelãs picadas e a canela. Misturar até obter uma massa homogênea, caso necessário pode-se acrescentar um pouco de água. Modelar a massa em pequenas bolas finas e colocar no forno a temperatura média, por 15 a 20 minutos, até que fiquem douradas.

Biscoito de mel

Ingredientes

3 xícaras de chá de farinha de trigo
1 pitada de sal
1 colher de sopa de fermento em pó
1 ovo
½ xícara de chá de mel
½ xícara de chá de azeite de oliva espanhol

Preparo

Peneirar em uma tigela a farinha de trigo, o sal e o fermento em pó. Reservar. Na tigela da batedeira colocar o ovo, o mel e o azeite de oliva. Bater por 5 minutos e, em seguida, despejar na tigela com os ingredientes secos peneirados. Misturar até formar uma massa firme, transferir para uma superfície enfarinhada e sovar por 3 minutos. Fazer uma bola com a massa, envolver com filme plástico e deixar descansar por 1 hora em temperatura ambiente. Em seguida, desembrulhar a massa e colocar em uma tigela. Pré-aquecer o forno a temperatura média (180 °C).

Untar e enfarinhar duas assadeiras retangulares. Pegar pequenas porções da massa e modelar os 50 biscoitos em forma de argolas com 5 cm de diâmetro. Arrumá-los na assadeira. Levar os biscoitos ao forno por 15 minutos ou até os biscoitos dourarem levemente. Retirar do forno e desenformar os biscoitos. Ainda quente, esperar amornar e servir.

Bolo de azeite e mel

Ingredientes
   ½ xícara de chá de rum de boa qualidade
   1 xícara de chá de uvas passas sem semente
   1 xícara de chá de azeite de oliva extra virgem
   1 xícara de chá de mel
   4 colheres de sopa de leite aquecido
   2 xícaras de chá de farinha de trigo
   5 ovos
   2 tabletes de fermento biológico
   ½ xícara de chá de damascos picados
   ½ xícara de chá de uvas passas sem semente

Preparo
   Para a massa, misturar numa tigela o leite, o fermento e 1 xícara de mel até dissolver. Tampar a tigela

e deixar descansar durante 15 minutos. Reservar 1 colher de sopa de azeite (para untar assadeira) e bater o azeite restante e os ovos na batedeira, por alguns minutos. Acrescentar o fermento e bater mais um pouco. Adicionar aos poucos, a farinha de trigo peneirada. Incorporar as uvas passas e o damasco. Com o azeite reservado, unte três assadeiras pequenas para pudim (com capacidade para aproximadamente 1 litro cada uma). Enfarinhar. Colocar a massa até a metade da altura da assadeira. Cobrir e deixar crescer em local aquecido, por 1 hora (verificar se o volume aumenta bem). Pré-aquecer o forno por meia hora. Levar ao forno médio para assar. Testar com um palito para saber o momento da cozedura ideal, que deve acontecer em um período superior a 20 minutos.

Preparo da calda:

Misturar numa panela o mel, as uvas passas e 1 xícara (chá) de água. Levar ao fogo e cozinhar por 15 minutos, ou até obter uma calda. Retirar do fogo, misturar o rum e regar o bolo ainda quente.

Broa de fubá com azeite de oliva espanhol

Ingredientes

2 xícaras de chá de azeite de oliva espanhol
2 xícaras de chá de leite
2 xícaras de chá de água
2 e ½ xícaras de chá de fubá

2 xícaras de chá de farinha de trigo
1 xícara de chá de açúcar
1 pitada de sal
13 ovos

Preparo

Colocar em uma panela o azeite de oliva (1 colher de sopa), o leite e 2 xícaras de chá de água (480 ml). Misturar, levar ao fogo e deixar por 7 minutos ou até ferver. Juntar 2 xícaras de chá de fubá, a farinha de trigo, o açúcar e o sal. Mexer vigorosamente e cozinhar por mais 20 minutos, sem parar de mexer, até obter um mingau encorpado. O fubá deve ser bem cozido como se fosse uma polenta. Retirar do fogo e deixar esfriar por 30 minutos.

Pré-aquecer o forno em temperatura média (200 °C). Em seguida, adicionar os ovos um a um, mexendo sempre, até a massa ficar macia e um pouco mole (não é ponto de enrolar). Umedecer uma tigela (com 10 cm de diâmetro e do tamanho de 1 xícara de chá). Polvilhar o fubá (usar o restante do fubá para ir polvilhando a tigela). Colocar um pouco da massa (pouco mais de 1 colher das sopa) dentro da tigela. Rodar a tigela para formar a broinha. Arrumá-las em 2 assadeiras untadas com o azeite de oliva restante. Repetir a operação até terminar a massa, e, sempre que necessário, umedecer um pouco a tigela e colocar mais fubá. Levar ao forno por 45 minutos ou até as broinhas dourarem. Retirar do forno e servir quente.

Carpaccio vegetariano de abóbora

Ingredientes

½ kg de abóbora comum em forma de quadrado ou retângulo
1 xícara de chá de azeite de oliva extra virgem
½ maço de manjericão
1 colher de sopa de aceto balsâmico
1 colher de sopa de mel
Sal a gosto

Preparo

Descascar a abóbora e fatiar numa máquina de frios, em fatias mais finas possível. Bater os demais ingredientes no liquidificador. Montar o carpaccio e colocar o molho por cima. Deixar na geladeira por algumas horas para apurar e servir como carpaccio comum, acompanhado de pão integral.

Chanclich no azeite

Ingredientes

1 porção de queijo árabe chanclich
1 xícara de chá de azeite
1 cebola
3 tomates
1 pimenta malagueta
Cominho em pó
Cheiro-verde a gosto
Sal a gosto

Preparo

Amassar o queijo com um garfo. Picar bem fina a cebola, a pimenta e o cheiro-verde. Cortar o tomate em cubinhos (sem pele e sem sementes). Misturar tudo, temperar com sal e cominho, colocando o azeite (a gosto) por último. Servir com pão sírio, como prato regular ou como aperitivo.

Conserva de alcachofras em azeite

Ingredientes

I kg de alcachofras pequenas

Azeite de oliva extra virgem

I xícara de chá de suco de limão

½ limão em fatias

2 xícaras de chá de vinho branco seco

2 colheres de sopa de vinagre

6 folhas de louro seco picado grosso

5 cravos-da-índia

2 colheres de chá de pimenta preta em grão

Óleo de girassol

Sal a gosto

Preparo

Desfolhar as alcachofras até atingir as folhas tenras. Cortar as pontas colocar numa tigela com o suco de limão. Colocar o vinho, os cravos, as folhas de louro, a metade das pimentas e as fatias de limão. Deixar ferver por 15 minutos, em fogo brando, para que as alcachofras cozinhem, sem desmanchar. Escorrer em uma peneira de plástico e cobrir com um pano. Após uma hora, colocar numa forma refratária, cobrir com azeite e pulverizar com sal. No dia seguinte, colocar em vidro apropriado, acrescentar a outra metade das pimentas e completar com azeite, se for preciso. Serve-se normalmente frio, até mesmo como canapé ou aperitivo.

Jiló com azeite e vinho

Ingredientes

Jilós pequenos e frescos (quantidade desejada)
Azeite de oliva extra virgem a gosto
Vinho branco
Pimenta do reino em pó a gosto
Sal a gosto

Preparo

Cozinhar os jilós fechados, em água e sal, em fogo brando, por 15 minutos, ou até que estejam ligeiramente amolecidos. Tirar do fogo, deixar esfriar e cortar ao meio, no sentido longitudinal (ao comprido). Dispôr os jilós em prato ou recipiente de vidro. Salpicar com a pimenta, o vinho, o azeite, e por último o sal.

Macarrão ao azeite, com alho e ricota defumada

Ingredientes

6 colheres de sopa de azeite de oliva extra virgem
500 g de espaguete
4 dentes de alho médios
1 pimenta-de-cheiro não picante ou pimenta "biquinho"
1 pimenta dedo-de-moça
100 gramas de ricota defumada
Sal a gosto

Preparo

Cozinhar o espaguete numa panela grande, na qual a água tenha sido posta para ferver previamente, com um pouco de sal. Enquanto o macarrão cozinha, descascar e picar em fatias bem finas. Limpar as pimentas retirando as sementes e picá-las. Quando o espaguete estiver quase cozido, dourar o alho e as pimentas numa frigideira com o azeite de oliva, em fogo médio, até que o alho esteja dourado. Escorrer o espaguete quando estiver "al dente", transferir para uma frigideira com o azeite e deixar depurando em fogo alto, misturando bem. Retirar do fogo, acrescentar a ricota ralada e servir.

Maionese especial com azeite

(Geralmente, as maioneses são elaboradas com óleos vegetais menos nobres que o azeite de oliva, mas se produzida com azeite, além de o sabor ser mais delicado e apurado, certamente será muito mais saudável)

Ingredientes

Ovos (preferencialmente caipiras, que possuem menos hormônios e mais nutrientes)

Azeite de oliva extra virgem

Suco de limão

Preparo

Separar as gemas da clara e colocar numa batedeira elétrica ou bater manualmente. Iniciar processo de mistura. Se em batedeira, colocar na velocidade mínima, se manual, bater vigorosamente, sem interrupção. Quando a mistura das gemas estiver bem homogênea, com a ajuda de outra pessoa, ir despejando aos poucos um fio fino e contínuo de azeite, de modo a ir confeccionando a maionese. No meio do processo, acrescentar um pouco de sumo de limão, mas sem excesso para não "talhar" a maionese. Quando a mistura atingir o ponto certo de maionese, colocar num recipiente e conservar em geladeira. Usar quando necessário. Tem realmente sabor surpreendentemente superior à maionese comum.

Pão de queijo com azeite de oliva espanhol

Ingredientes

5 xícaras de chá de polvilho doce
15 colheres de sopa de azeite de oliva espanhol
4 colheres de chá de sal
1 xícara de chá de leite
3 ovos
3 xícaras de chá de queijo-de-minas curado ralado

Preparo

Acondicionar o polvilho em uma tigela grande e reservar. Colocar em uma panela o azeite de oliva (2 das colheres de sopa), o leite, o sal e 1 xícara de chá de água. Levar ao fogo e cozinhar, mexendo até o sal dissolver, por 5 minutos ou até ferver. Retirar do fogo e regar o polvilho com essa mistura. Mexer bem com uma colher até todo o polvilho ficar úmido e deixar amornar por 20 minutos. Pré-aquecer o forno em temperatura elevada (250 °C). Em seguida, adicionar os ovos, um a um, e mexer com uma colher. Em seguida, sovar a massa por 5 minutos ou até ficar macia e bem lisa. Quanto mais sovar a massa, melhor será o pão de queijo. Se necessário, juntar mais um ovo. Por fim, adicionar o queijo e sovar por mais 10 minutos.

Use o azeite de oliva restante para untar as mãos para modelar a massa, de modo a obter 60 bolinhas. Arrume-as em duas assadeiras grandes, e leve ao forno por 35 minutos ou até os pães de queijo dourarem. Retire do forno e sirva quente.

Pudim de azeite e mel

Ingredientes

$\frac{1}{4}$ de xícara de chá de azeite

4 colheres de sopa rasas de mel

500 g de açúcar mascavo ou frutose

8 ovos grandes

$\frac{1}{4}$ de xícara de chá de azeite para untar

Raspas da casca de 1 limão

Preparo

Untar uma forma média para pudim com o azeite e colocar no congelador, reservando por uns 10 minutos. Numa tigela, colocar o açúcar, os ovos, $\frac{1}{4}$ de xícara de azeite, o mel e as raspas de limão. Com o auxílio de um batedor de arame ou colher de pau, bata bem até o açúcar dissolver. Retirar a forma untada do congelador e despejar a mistura da tigela. Levar ao forno pré-aquecido a 200 °C por aproximadamente 45 minutos. Verificar o cozimento espetando o pudim com um palito. Deixar o pudim descansar durante 10 minutos antes de desenformá-lo. Servir morno com sorvete de creme. Colocar um pouco de azeite por cima na hora de servir.

Quiche de abóbora ao azeite

Ingredientes

Da massa:

200 g de massa semilaminada

2 colheres de sopa de azeite de oliva

1 colher de sopa de manteiga

Do recheio:

½ moranga pequena picada em pedaços pequenos
½ xícara de chá de salsinha picada
200 g de ricota
3 ovos
4 colheres de sopa de leite
Sal a gosto

Preparo

Ligar o forno em temperatura média. Colocar a massa bem gelada numa superfície enfarinhada e abrir com um cilindro até ficar bem fina. Untar com a manteiga, formas de aro removível. Forrar o fundo e as laterais com a massa. Furar a massa com um garfo e levar ao forno até ficar ligeiramente dourada. Retirar e reservar.

Preparo do recheio:

Levar ao fogo uma panela com o azeite, a abóbora e 4 colheres de sopa de água. Refogar mexendo de vez em quando, até a abóbora ficar mole, mas não demais. Juntar a salsa, o sal e retire do fogo. Bater no processador a ricota, os ovos, o leite e o sal. Distribuir a abóbora sobre as massas e espalhar o creme. Recolocar no forno por mais meia hora aproximadamente, ou até o recheio ficar firme. Servir quente ou mesmo fria.

Sopa cremosa de pimentão

Ingredientes

2 pimentões vermelhos médios
1 tomate médio
1 cebola média
3 colheres de sopa de salsinha picada
3 colheres de sopa de azeite de oliva espanhol
1 litro de leite integral
Sal e páprica doce a gosto

Preparo

Colocar em uma panela média o azeite de oliva, os pimentões (picados em cubos grandes e sem semente), a cebola picada e o tomate (picado em pedaços pequenos). Levar ao fogo e refogar, mexendo de vez em quando, por 5 minutos ou até os legumes murcharem. Em seguida, juntar o leite, a salsinha e mexer. Baixar o fogo e cozinhar, mexendo por cerca de 35 minutos, ou até o pimentão ficar bem macio. Acertar o sal e retirar do fogo. Deixar amornar por 2 minutos e despejar a mistura no copo do liquidificador. Bater por 30 segundos até formar uma mistura homogênea. Distribuir nos pratos e polvilhar a páprica. Servir.

Sopa de tomate e hortelã

Ingredientes

   1 kg de tomate bem maduro
   4 colheres de sopa de azeite de oliva virgem
   1 cebola grande
   2 dentes de alho
   1 ramo de salsa
   ½ folha de louro
   2 ovos
   150 g de pão da véspera
   Sal a gosto
   Molho de hortelã

Preparo

Cortar a cebola em rodelas muito finas e cozer com o azeite em fogo brando com recipiente tapado. Assim que a cebola começar a dourar, juntar o tomate previamente pelado, sem sementes e cortado em pedaços. Colocar na panela os dentes de alho esmagados, a salsa, e o louro. Tampar novamente o recipiente e deixar cozer até o tomate estar naturalmente desfeito. Juntar então a quantidade de água necessária a ferver para a sopa, sal e deixar ferver por mais 5 minutos. Retirar a salsa e o louro, e com a sopa fervendo juntar os ovos, previamente batidos.Cortar o pão em fatias que se dispõem nos pratos ou na terrina, alternando-os com as hastes de hortelã. Colocar a sopa sobre o pão e servir bem quente.

Torta de azeite de oliva

Ingredientes

250 ml de azeite de oliva extra virgem
225 g de açúcar
2 ovos
450 g de farinha
325 g de uvas passas pequenas (sem semente)
350 ml de leite
2 colheres de café de bicarbonato de sódio
2 colheres de café de canela

Preparo

Descansar, por 5 minutos, o azeite de oliva com o açúcar e os ovos. Colocar a massa em um recipiente, adicionando a farinha, as uvas passas, o leite, bicarbonato de sódio e canela. Misture bem. Coloque ao forno por 1 hora em temperatura média.

REFERÊNCIAS BIBLIOGRÁFICAS

ALBERTAZZI P, Coupland K. *Polyunsaturated fatty acids. Is there a role in postmenopausal osteoporosis prevention*. Maturitas. 42(1):3-22, 2002.

BRASIL. Ministério da Saúde. Anvisa. Anexo 13 da Resolução n. 482/99, Regulamento técnico para fixação de identidade e qualidade de óleos e gorduras vegetais. Disponível em: www.anvisa.gov.br/legis/resol/482-99.htm.

BRENNER RR, Pelufo RO. *Effect of saturated and unsaturated fatty acids on the desaturation in vitro of palmitic, stearic, oleic, linoleic and linolenic acids*. J Biol Chem. 241(22):5213-9, 1966.

BRENNER RR. *Hormonal modulation of delta 6 and delta 5 dessaturases: case of diabetes*. Prostaglandins Leukot Essent Fatty Acids. 68(2):151, 2003.

CHARDIGNY JM, Bretillon L, Sébédio JL. *New insights in health effects of trans alpha-linolenic acid isomers in humans*. Eur J Lipid Sci Technol. 103(7):478-82, 2001.

EMKEN EA, Adlof RO, Gulley RM. *Dietary linoleic acid influences desaturation and acylation of deuterium-labeled linoleic and linolenic acids in young adult males. Biochim Biophys.* Acta 1994; 1213(3):277-88. European Journal of Clinical Nutrition, April, 56:114-120, 2002.

GUSCHINA IA, Harwood JL. *Lipids and lipid metabolism in eukaryotic algae.* Progr Lipid Res. 45(2):160-86, 2006.

HORNSTRA G. *Essential fatty acids in mothers and their neonates.* Am J Clin Nutr.; 71 (5 Suppl):1262S-9, 2000.

INNIS SH. *Perinatal biochemistry and physiology of long-chain polyunsaturated fatty acids.* J Pediatr. 143(4 Suppl):S1-8, 2003.

KESTIN M, Clifton PM, Rouse IL, Nestel PJ. *Effect of dietary cholesterol in normolipidemic subjects is not modified by nature and amount of dietary fat.* Am J Clin Nutr. Sep. 50(3):528–532, 1989.

KEYS A, Menotti A, Karvonen MJ, et al.: *The diet and 15-year death rate in the Seven Countries Study.* Am J Epidemiol 124: 903-915, 1986.

KRIS-Etherton PM, Taylor DS, Yu-Poth S, Huth P, Moriarty K, Fishell V, et al. *Polyunsaturated fatty acids in the food chain in the United States.* Am J Clin Nutr. 71(1 Suppl):179S-88, 2000.

MASTERS C. n-3 *Fatty acids and the peroxissome.* Mol Cell Biochem. 165 (2):83-93. 1996.

MATTSON FH, Grundy SM. *Comparison of effects of dietary saturated, monounsaturated, and polyunsaturated fatty acids on plasma lipids and lipoproteins in man*. J Lipid Res. Feb 26(2):194–202, 1985.

MCDONALD BE, Gerrard JM, Bruce VM, Corner EJ. *Comparison of the effect of canola oil and sunflower oil on plasma lipids and lipoproteins and on in vivo thromboxane A2 and prostacyclin production in healthy young men. Am J Clin Nutr*. Dec 50(6):1382-1388, 1989.

MEDITERRANEAN *alpha-linolenic acid rich diet in secondary prevention of coronary heart disease*. Lancet. 343(8911):1454-9, 1994.

MENSINK RP, Katan MB. *Effect of a diet enriched with monounsaturated or polyunsaturated fatty acids on levels of low-density and high-density lipoprotein cholesterol in healthy women and men*. N Engl J Med. Aug 17, 321(7):436–441, 1989.

_____. *Effect of monounsaturated fatty acids versus complex carbohydrates on high-density lipoproteins in healthy men and women*. Lancet. Jan 17, 1(8525):122–125, 1987.

NAKAMURA MT, Nara TY. *Structure, function and dietary regulation of delta-6, delta-5 and delta-9 desaturases. Annu Rev Nutr*. 24(4):345-76, 2004.

Nordic Council of Ministers. *Nordic nutrition recommendations*. Scand J Nutr. 40(4): 161-5, 1996.

PARTHASARATHY S, Khoo JC, Miller E, Barnett J, Witztum JL, Steinberg D. Low density lipoprotein rich in oleic acid is protected against oxidative modification: implications for dietary prevention of atherosclerosis. Proc Natl Acad Sci U S A. May 87(10):3894–3898, 1990.

QIU X. Biosynthesis of docosahexaenoic acid (DHA, 22:6-4,7,10,13,16,19): two distinct pathways. Prostaglandins Leukot Essent Fatty Acids. 68(2):81, 2003.

SANDERS TAB. Essential fatty acid requirements of vegetarians in pregnancy, lactation and infancy. Am J Clin Nutr. 70(3 Suppl):555S-9, 1999.

SANGIOVANNI JP, Berkey CS, Dwyer JT, Colditz GA. Dietary essential fatty acids, long-chain polyunsaturated fatty acids, and visual resolution acuity in healthy fullterm infants: a systematic review. Early Hum Dev. 57(3):165-88, 2000.

SCHAEFER EJ. Lipoproteins, nutrition, and heart disease. Am J Clin Nutr. 75(2):191-212, 2002.

SCIENTIFIC Review Committee. Nutrition recommendations. Ottawa: Canadian Government Publishing Centre, Supply and Services Canada, 1990.

SIMONIAN NA, Coyle JT. Oxidative stress in neurodegenerative diseases. Ann Rev Pharmacol Toxicol. 36(1):83-106. 1996

SIMOPOULOS AP, Leaf A, Salem N. Essentiality and recommended dietary intakes for omega-6 and omega-3 fatty acids. Ann Nutr Metabol.; 43(3):127-30, 1999.

SIMOPOULOS, AP. *Omega-6/omega-3 essential fatty acid ratio and chronic diseases.* Food Rev Int.; 20(1):77-90, 2004.

SMITH WL. *Prostanoid biosynthesis and mechanism of action.* Am J Physiol Renal Physiol.; 263(2 Pt 2): F181-91, 1992.

SPADY DK, Dietschy JM. *Interaction of dietary cholesterol and triglycerides in the regulation of hepatic low density lipoprotein transport in the hamster.* J Clin Invest. Feb;81(2):300–309, 1988.

UAUY R, Hoffman DR, Peirano P, Birch DG, Birch EE. *Essential fatty acids in visual and brain development.* Lipids.; 36(9):885-95, 2001.

UNITED States Department of Agriculture, National Agriculture Library. *Food and Nutrition Data Laboratory* cited Mar 30, 2006.

VELASCO, A; Tabernero, A; Medina, J - *Role of oleic acid as a neurotrophic factor is supported in vivo by the expression of GAP-43 subsequent to the activation of SREBP-1 and the up-regulation of stearoyl-CoA desaturase during postnatal development of the brain.* Departamento de Bioquímica y Biología Molecular, Universidad de Salamanca, Edificio Departamental, Pza Doctores de la Reina s/n., 37007, Salamanca, Espanha. 6 May, 2003.

WARDLAW GM, Snook JT. *Effect of diets high in butter, corn oil, or high-oleic acid sunflower oil on serum lipids and apolipoproteins in men.* Am J Clin Nutr. May 51 (5):815–821, 1990.

WILLETT WC: *Diet and coronary heart disease. Monographs in Epidemiology and Biostatistics* 15: 341-379, 1990.

WORLD Health Organization. *Joint Consultation: fats and oils in human nutrition.* Nutr Rev. 53(7):202-5, 1995.

WORLD Health Organization: *Diet, nutrition, and the prevention of chronic diseases.* Report of a WHO Study Group. WHO Technical Report Series 797, Genebra, 1990.

YEHUDA, S., Rabinovitz S, Carasso RL, Mostofsky DI. *The role of polyunsaturated fatty acids in restoring the aging neuronal membrane.* Neurobiol Aging. 23(5):843-53, 2002.

YOUDIM, KA, Martin A, Joseph J.A. *Essential fatty acids and the brain: possible health implications.* Int J Dev Neurosci. 18(4/5):383-99, 2000

SITES INTERESSANTES SOBRE AZEITE

Portal Brasil – Medicina e Saúde
www.portalbrasil.net/medicina_azeitedeoliva.html

Guia dos azeites de oliva espanhóis
www.azeite.com.br

Emedix – Saúde no dia-a-dia
www.emedix.com.br/dia/ali012_1f_azeite.php

Instituto de metabolismo e nutrição
www.nutricaoclinica.com.br/content/view/748/16/

Eyoga
www.eyoga.com.br

Centro integrado de terapia onco-hematológica
www.cito.med.br/index.php?menu=noticias&id=51

Oliva – Associação Brasileira dos Produtores, Importadores e Comerciantes de Azeite de Oliva
www.oliva.org.br/news.asp?not=5

Infoazeite
www.infoazeite.net/azsaude/saude.html

Azeite Carbonell
www.carbonell.com.br

Inmetro – pesquisas com azeite de oliva
www.inmetro.gov.br/consumidor/produtos/azeite.asp

Cooperativa de Oliveicultores de Borba
www.borbazeite.com

Aboissa Óleos Vegetais
www.aboissa.com.br/azeitedeoliva/

Universidad Manuela Beltran
www.umb.edu.co/umb/cursos/Bioquimica/Módulo1/Oleic.html

Revista de Neurologia
www.revneurol.org/web/2902/f020097.pdf

Laboratório de Química e Física da Universidade de Oxford
www.physchem.ox.ac.uk/MSDS/OL/oleic_acid.html

The Fatty Acid Collection
www.micro.magnet.fsu.edu/micro/gallery/fattyacid/fattyacid.html

Empresa de Pesquisa Agropecuária de Minas Gerais
www.epamig.br

LEIA TAMBÉM...

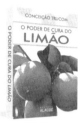

10 X 15 cm
200 páginas

O PODER DE CURA DO LIMÃO

Conceição Trucom

O poder de cura do limão é *um guia de medicina caseira que todo lar deve ter.*
Um alimento natural, acessível a todos, disponível o ano todo e que pode ser facilmente utilizado em diversas técnicas terapêuticas de prevenção e tratamento de várias doenças.
O limão – polpa e casca – é um alimento ímpar da natureza porque sua composição lhe confere propriedades múltiplas como: fortalecer ossos, órgãos e sistemas; ativar a circulação e o sistema imunológico, entre outros. Você se surpreenderá ao conhecer todo o potencial de cura que esta fruta nos oferece.

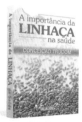

10 X 15 cm
152 páginas

A IMPORTÂNCIA DA LINHAÇA NA SAÚDE

Conceição Trucom

Este livro traz um estudo detalhado das propriedades nutracêuticas da linhaça, importante alimento para a conquista do equilíbrio orgânico, eficiente na prevenção de diversas doenças e no tratamento de alguns quadros de deficiência hormonal. Esta semente nobre proporciona energia sem aumentar o peso de quem a consome, além de ativar o sistema imunológico e prevenir contra o envelhecimento. Um livro para aqueles que estão em busca de uma vida mais saudável e acreditam que a natureza oferece saúde em abundância.

LEIA TAMBÉM...

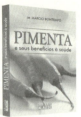

PIMENTA E SEUS BENEFÍCIOS À SAÚDE

Dr. Marcio Bontempo

Você sabia que a pimenta, aquele condimento de sabor picante, traz diversos benefícios à saúde?
Na realidade, o poder nutricinal e medicinal fazem da pimenta um alimento muito saúdavel. Seu sabor ardente deve-se a uma substância com propriedades analgésicas e energéticas.
Além de informações sobre suas aplicações medicinais, este livro apresenta algumas receitas nas quais a pimenta é o principal ingrediente, assim você poderá apreciar o sabor inconfundível desta autêntica especiaria.

10 X 15 cm
152 páginas

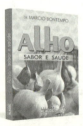

ALHO - SABOR E SAÚDE

Dr. Marcio Bontempo

Não restam dúvidas acerca dos inúmeros benefícios do alho para a nossa saúde: é um antibiótico natural que combate muitas infecções, baixa o colesterol, protege o coração e favorece a circulação; é também um poderoso depurador e contém uma dose elevada de vitamina C, além de selênio – mineral antioxidante –, sendo ainda recomendado para o alívio de perturbações respiratórias.
Conheça mais detalhadamente as indicações de seu uso no combate e prevenção de enfermidades, bem como os diversos benefícios que este alimento proporciona à sua saúde, além de aprender como escolhê-lo na hora da compra, como armazená-lo e como utilizá-lo para aproveitar melhor as suas propriedades em deliciosas receitas.

10 X 15 cm
152 páginas